老年失智者长期照护指导手册

黎涛 主编

U0254742

四川科学技术出版社

图书在版编目（ＣＩＰ）数据

老年失智者长期照护指导手册 / 黎涛主编 . -- 成都:
四川科学技术出版社，2022.9（2024.6重印）
　ISBN 978-7-5727-0673-8

　Ⅰ. ①老… Ⅱ. ①黎… Ⅲ. ①阿尔茨海默病 – 老年人
– 护理 – 手册 Ⅳ. ①R473.74-62

中国版本图书馆CIP数据核字（2022）第163238号

老年失智者长期照护指导手册

LAONIAN SHIZHI ZHE CHANGQI ZHAOHU ZHIDAO SHOUCE

主　　编　黎　涛

出 品 人　程佳月
策划编辑　李蓉君
责任编辑　王　勤
责任出版　欧晓春
出版发行　四川科学技术出版社
　　　　　成都市锦江区三色路238号　邮政编码：610023
　　　　　官方微博：http://weibo.com/sckjcbs
　　　　　官方微信公众号：sckjcbs
　　　　　传真：028-86361756
成品尺寸　170mm×240mm
印　　张　8.5
字　　数　120千
印　　刷　成都一千印务有限公司
版　　次　2022年10月第1版
印　　次　2024年6月第2次印刷
定　　价　68.00元

ISBN　978-7-5727-0673-8

邮　　购：成都市锦江区三色路238号新华之星A座25层　邮政编码：610023
电　　话：028-86361770

《老年失智者长期照护指导手册》
编委会

前　言

我国自 1999 年步入老龄化社会以来，老年人口数量不断增加，老龄化程度持续加重。根据 2010 年第六次人口普查公布的数据预测，2015—2035 年的 20 年时间里，我国 65 岁及以上老年人口将快速增长。中国民政部在 2013 年颁布的《2012 年社会服务发展统计公报》中指出，截至 2012 年底，我国 60 岁及以上老年人口数量将近 1.94 亿，占总人口的 14.3%，其中 65 岁及以上人口数量超过 1.27 亿，占总人口的 9.4%。国家统计局 2019 年公布的数据显示，2018 年末，我国 60 岁及以上人口数量超过 2.49 亿，占总人口的 17.9%，其中 65 岁及以上人口数量超过 1.66 亿，占总人口的 11.9%。

中国是世界上老年人口总量最多的国家，正处于人口老龄化高潮期，面临着老龄化的严峻挑战，养老成为我国目前及未来都最为突出的社会问题。

中国老龄科学研究中心编写的《中国老龄事业发展报告（2013）》蓝皮书指出，2012 年是中国老龄事业发展史上具有里程碑意义的一年。2012 年修订的《中华人民共和国老年人权益保障法》明确提出"积极应对人口老龄化是国家的一项长期战略任务"，已经将"积极应对人口老龄化"上升到法律高度。党的十八大作出了"积极应对人口老龄化，大力发展老龄服务事业和产业"的战略部署。政府大力倡导提升养老服务业发展能力：国务院印发了《关于加快发展养老服务业的若干意见》（国发〔2013〕35号），四川省人民政府出台了《关于加快发展养老服务业的实施意见》（川府发〔2014〕8号），成都市人民政府发布了《成都市人民政府关于加快养老服务业创新发展的实施意见》（成府发〔2015〕6号）。

《成都市2016年老年人口信息和老龄健康事业发展状况报告》中显示，截至2016年末，成都市户籍人口将近1399万人，其中60岁及以上老年人口超过299万人，占总人口的21.41%，养老问题比较突出。人力资源社会保障部办公厅2016年7月印发的《人力资源社会保障部办公厅关于开展长期护理保险制度试点的指导意见》（人社厅发〔2016〕80号）文件中，成都市被指定为全国首批15个长期护理保险制度试点城市之一。为了有效解决社会老龄化带来的长期照护问题，全面提升成都市老年人健康服务水平，成都市人力资源和社会保障局2016年11月制定的《成都市长期照护保险制度试点方案》中提出培育和发展成都市老年人照护市场的供给侧改革思路，成都市人民政府2017年2月13日发布了《成都市长期照护保险制度试点方案》。成都市在2017年进行长期照护服务试点工作中，将失能人员长期照护进行详尽的研究，并进行推广应用，取得了很好的社会效益。

失智又称为痴呆。我国老年失智症的发病率为7.6%，而截至2018年末，成都市常住人口为1633万人，老年人口（60岁及以上）超过315万人，根据推算，成都市约有24万的失智老人。这些失智老人会随着病程的进展，出现失智所致失能，逐渐丧失日常生活能力，其照护需求和照护难度问题突出。但在成都市2017年的长期照护服务试点工作中，发现现行的长期照护保险制度恰恰将这个特殊的老年失能群体排除在我市老年人健康服务范畴之外，为进一步完善长期照护保险制度，减轻失智老人家庭的照料负担，成都市为了社会中的这部分因失智导致的失能人员能够享受成都市老年人健康服务，启动了新一轮的研究——失能（失智）长期照护研究。

成都市第四人民医院作为三级甲等精神病专科医院，每年收治上万余名神经认知障碍患者，在神经认知障碍患者的诊疗、护理、照护等方面有较丰富的经验。2017年10月，受成都市"长期照护保险试点工作"领导小组委托，成都市第四人民医院在成都市人力资源和社会保障局、成都市医疗保障局、成都市劳动能力鉴定中心、成都市医疗保险研究会等部门的支持下，与成都市第一社会福利院、简阳家乐精神康复医院、四川大学华西公共卫生学院、成都市心理咨询行业协会等单位协作，建立了专业力量强大的科研团队，开展了为期约一年的失能（失智）人员评估及照护理论与实践相关研究工作，结合成都市失智老人的现状，制定了"成都市长期照护保险失能（失智）评估"及"成都市长期照护保险失能（失智）服务项目"等一系列标准，并顺利通过8名全国知名权威专家评定，为成都市人民政府在2018年11月1日平稳推进失智导致的重度失能人员纳入长期照护保险保障范围工作提供了理论依据和专业技术保障。

国际阿尔茨海默病协会在发布的《2019年世界阿尔茨海默病报告：对痴呆症的态度》中分析了世界上大量普通民众对痴呆症的态度，以及来自世界各地的专家论文和案例研究，发现全球近80%的普通民众担心在某个时候会患上痴呆症；1／4的人认为无法预防痴呆症；全球几乎62%的医疗保健提供者认为痴呆是正常衰老的一部分。由此可见，普通民众对失智症的认识有限且不正确。

本指导手册基于"成都市失能（失智）人员照护理论与实践研究"结果编写而成，以帮助失智老人长期照护者为目标，重点讲解失智老人长期照护基本技能，同时简要介绍失智症相关知识和现状，让失智老人照护者、照护家庭及照护机构能更好地了解失智症、失智老人的特性，以及怎么去更好地照护失智老人，让失智老人无论是在家庭还是在照护机构都能够拥有快乐、高质量的晚年生活。

目　录

第一章　人口老龄化现状

第二章　失智与失能现状

第三章　失智照护现状

第四章　失智长期照护基本要求

第五章 失智长期照护基本技能

◇
目
录

第六章　失智照护者

第七章　失智长期照护质量控评标准

第一章
人口老龄化现状

随着人均寿命的提高，人口老龄化已成为不可避免的现状。

人口老龄化是指人口生育率降低和人均寿命延长导致的总人口中因年轻人口数量减少、年长人口数量增加而导致的老年人口比例相应增长的动态。其包含两个含义：一是指老年人口相对增多，在总人口中所占比例不断上升的过程；二是指社会人口结构呈现老年状态，进入老龄化社会。

根据1956年联合国《人口老龄化及其社会经济后果》确定的划分标准，当一个国家或地区65岁及以上老年人口数量占总人口比例超过7%时，则意味着这个国家或地区进入老龄化。1982年维也纳老龄问题世界大会，确定60岁及以上老年人口占总人口比例超过10%，意味着这个国家或地区进入严重老龄化。国际上通常把60岁及以上的人口占总人口比例达到10%，或65岁及以上人口占总人口的比重达到7%作为国家和地区进入老龄化的标准。

第一节　世界人口老龄化状况

老龄化是世界人口发展的普遍趋势。在人口寿命普遍延长和生育水平持续下降的双重作用下，全球老龄化的进程不断加快，人类社会正由年轻型社会向老年型社会转变。2017年，全球60岁及以上人口约有9.62亿，占全球人口的13%，且每年以3%左右的速度增长。预计到2050年，60岁及以上人口数量将增长两倍多。

人口老龄化是经济社会发展的必然结果，是各国人口增长的普遍现象，也是不可逆转的必然趋势。目前除非洲国家以外的几乎所有国家，都正在经历老龄化的过程。欧洲各国、日本、韩国、中国等国家和地区都存在老龄化发展趋势。联合国人口与社会福利署2015年数据显示，全球老龄化比例前三的是日本、意大利、德国，中国排65位，比例为9.68%。到21世纪中叶，这些国家和地区的老年人口比重将持续上升。到2050年，欧洲各国、北美洲各国、澳大利亚、新西兰等65岁及以上老年人口比重将达到26%。与中国同处东亚的日本，是世界上老龄化最为严重的国家，2015年65岁及以上老年人口比重已达26.02%，且未来这一比重还会继续上升至2050年的35%以上；韩国65岁及以上老年人口比重则会从2015年的13%迅速上升到2050年的35%。

第二节 我国人口老龄化状况

一、我国人口老龄化的进程

全国老龄工作委员会发布的研究报告显示：1999年我国60岁及以上人口数量达到总人口的10%，表明我国已经正式进入老龄社会。

第六次全国人口普查数据显示：2010年我国60岁及以上老龄人口为1.78亿，占总人口的13.26%，其中65岁及以上老龄人口占8.87%。

民政部发布的《2016年社会服务发展统计公报》显示：2011年我国60岁及以上人口为1.85亿，占总人口的13.7%；2012年我国60岁及以上人口为1.94亿，占总人口的14.3%；2013年我国60岁及以上人口为2.02亿，占总人口的14.8%；2014年我国60岁及以上人口为2.12亿，占总人口的15.5%；2015年我国60岁及以上人口为2.22亿，占总人口的16.1%。

国家统计局公布的数据显示：2016年末，我国60岁及以上人口数量超过2.3亿，占总人口的16.7%，其中65岁及以上人口数量超过1.5亿，占总人口的10.8%；2017年末，我国60岁及以上人口数量超过2.4亿，占总人口的17.3%，其中65岁及以上人口数量超过1.58亿，占总人口的11.4%；2018年末，我国60岁及以上人口数量超过2.49亿，占总人口的17.9%，其中65岁及以上人口数量超过1.66亿，占总人口的11.9%。

世界卫生组织（WHO）在2017年第70届世界卫生大会上指出，我国老龄人口数量世界第一，老龄化速度世界第一。

65岁以上老年人口占总人口的比例从7%提升到14%，发达国家大

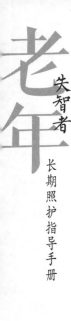

多用了45年以上的时间，中国只用27年就完成了这个历程，并且将长时期保持很高的递增速度，属于老龄化发展速度最快国家之一。

从以上数据可以看出，我国人口老龄化呈逐年上升趋势，且进程迅猛。

二、我国人口老龄化的特征

（一）人口老龄化提前达到高峰

20世纪后期，为控制人口的急剧增长，国家推行计划生育政策，使得人口出生率迅速下降，一定程度上加快了我国人口老龄化的进程。到了21世纪，截至2019年末，我国总人口（包括31个省、自治区、直辖市和中国人民解放军现役军人，不包括香港、澳门特别行政区和台湾地区以及海外华侨人数）已经突破14亿，人口压力仍然沉重，还必须要继续执行计划生育政策，这不可避免地使我国提早达到人口老龄化高峰。

（二）人口少子化、老龄化现象并存

2010年第六次全国人口普查主要数据显示，14岁及以下人口数占总人口的16.60%，60岁及以上人口数占总人口的13.26%。这两种人群数据相较于第五次全国人口普查的结果分别下降了6.29个百分点及上升了2.93个百分点。从这个对比数据可以看出，我国近年来生育率持续保持较低水平，人口少子化和老龄化现象愈发明显，这种年龄结构变化的社会现象使人口红利（经济学术语，是指一个国家的劳动年龄人口占总人口比重较大，抚养率比较低，为经济发展创造了有利的人口条件，整个国家的经济呈高储蓄、高投资和高增长的局面）正逐渐消失。

（三）　"未富先老"状况突出

改革开放以来，我国经济快速发展、高速增长，2010年经济总量达到412 119亿元，成为仅次于美国的世界第二大经济体。

世界银行提供的数据显示：2001年，中国人均GNI（国民总收入）首次突破1000美元；2010年，中国人均GNI达到4340美元。

对照世界银行的现行标准（世界银行会按人均GNI对世界各国经济发展水平进行分组，目前的分组标准为：人均GNI低于1025美元为低收入国家，1026～4035美元为中等偏下收入国家，4036～12 475美元为中等偏上收入国家，高于12 476美元为高收入国家）。我国在进入人口老龄化的1999年还属于低收入国家，而在2010年已经属于中等偏上收入国家。

国家统计局发布的数据显示：2018年我国居民人均可支配收入达到28 228元，比1978年实际增长24.3倍。

我国经济在短时间内发展非常迅猛，国民生活水平虽然有了大幅度的提升，但老年人就业率较低，老龄人口财产性收入较少，仅占0.3%，更多的是靠子女赡养。

有数据显示，我国独生子女人口总量早已超过1.45亿。目前计划生育政策实行后出生的独生子女一代已经陆续进入婚育年龄，两个孩子同时要赡养四位老人。"421家庭"模式将日益成为我国基本家庭结构，而随着经济和科技的发展，甚至可能出现"8421"的家庭。"421"家庭引发的一个最主要的社会问题就是养老压力。

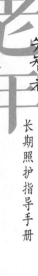
表1　2006—2015年我国人口年龄结构和人口抚养比

年份	年末总人口／万人	65岁及以上		总抚养比／%	老龄人口抚养比／%
		人口数／万人	比重／%		
2006	131 448	10 419	7.9	38.3	11.0
2007	132 129	10 636	8.1	37.9	11.1
2008	132 802	10 956	8.3	37.4	11.3
2009	133 450	11 307	8.5	36.9	11.6
2010	134 091	11 894	8.9	34.2	11.9
2011	134 735	12 288	9.1	34.4	12.2
2012	135 404	12 714	9.4	34.9	12.7
2013	136 072	13 161	9.7	35.3	13.1
2014	136 782	13 755	10.1	36.2	13.7
2015	137 462	14 386	10.5	37.0	14.3

　　在我国，家庭养老仍然是主要的养老形式，但老龄化和独生子女婚配的"421"家庭结构，给家庭养老带来了沉重的压力。从表1可以看出，我国2006—2015年老龄人口抚养比（人口抚养比主要是反映劳动力人口的抚养负担，老龄人口抚养比可以直接反映出劳动力人口的养老负担）一直呈增长的趋势。

　　先期进入老龄化社会的一些发达国家，人均国民生产总值达到20 000美元以上，呈现出"先富后老"，这为解决人口老龄化带来的问题奠定了经济基础。而我国在社会经济不太发达、人均GNI不足1000

美元（属于低收入国家）的1999年进入了人口老龄化。一般情况下，低收入国家大多是高生育、低寿命，但我国计划生育政策导致在迈入老龄化社会的同时生育率已降至较低水平，而国民平均寿命相对较高，人口平均年龄的增加还高于发达国家同期增长水平。人口的快速老龄化与当前尚不健全的应对体制，较为滞后的应对规划，较低水平的养老、医疗保障能力，以及较为沉重的家庭养老负担等因素形成了我国"未变富先变老"的老龄化特点。

（四）高龄化趋势明显

表2　2011年—2015年我国80岁及以上人口比重

年份	80岁及以上人数／人	调查总人数／人	各年抽样人数占总人口／%	比重／%
2011	18 487	11 452 091	0.850	1.61
2012	18 649	124 661	0.831	1.66
2013	19 887	11 184 331	0.822	1.78
2014	20 997	1 244 022	0.822	1.87
2015	405 685	1 312 241	1.550	1.90

从表2可以看出，我国80岁及以上的高龄老人逐年增加，占总人口比重逐年上升。2011年我国80岁及以上人口占总人口比重为1.61%，2015年已达到1.90%，呈现出明显的高龄化趋势。

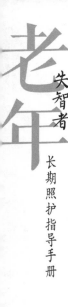

第二章
失智与失能现状

第一节　失智、失能与老龄

失智症又被称为"痴呆"，痴呆往往给人以智力严重损害的印象，而且对象一定是老年人。但临床实践中，就痴呆这一临床状态而言，智力损害程度可以从轻度到极重，年龄分布也不仅仅局限于老年人群体。

失智症是一种以获得性认知功能损害为核心，并导致失智者日常生活、社会交往和工作能力明显减退的综合征。老人患失智症初期出现的症状轻微，易与一般老化现象产生混淆，且常常会被忽略。当疾病进入中期之后，老人的日常生活可能开始出现困难，无法单独生活，开始变得依赖。晚期阶段出现完全依赖、没有活动的能力、记忆混乱及现实感消失。

WHO在2017年第70届世界卫生大会指出，目前全世界有失智症患者约5000万人。仅2015年，全球新增老年失智症约1000万人。国际阿尔茨海默病协会在《2018年世界阿尔茨海默病报告》中指出，全球平均每3秒钟新增一位痴呆症患者，2018年全球有5000万人罹患痴呆症，到2050年，这个数字预计将达到1.52亿人。

有学者调查显示：我国65岁及以上人群轻度认知障碍患病率高达20.8%。国家卫生健康委员会于2017年发布了我国2012—2014年主要精神障碍现状及流行趋势研究结果显示：65岁及以上人群中老年期（失智）痴呆患病率为5.56%，失智症为老年人群常见病。世界卫生组织在2017年第70届世界卫生大会还指出，世界上每新增的4个失智症患者当中就有1人是中国人。世界卫生组织与国际阿尔茨海默病协会曾在2013年的联合发表报告中指出：每4位85～89岁的中国老人将有1人罹患失智症；每2位95～99岁的中国老人至少有1人罹患失智症。国际阿尔茨海默病协会还在《2015年世界阿尔茨海默病报告》中指出，截至2015年中国失智症老人约950万，占全球失智症总人数的20%，是全球失智症患者数目最多的国家。

第二节　失智老人生理特点

失智症是因脑部外伤或疾病所导致的渐进性认知功能退化，且退化的幅度远高于正常老化的进展。故失智老人不光有正常衰老带来的生理机能的减退，其大脑功能的减退或丧失更早、更快、更显著，从而也加剧了其他脏器功能的衰败。

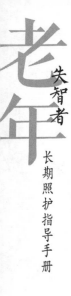
一、体表外形的改变

失智老人须发逐渐变白，脱落稀疏；皮肤变薄，皮下脂肪减少；结缔组织弹性降低导致皮肤出现皱纹；牙龈组织萎缩，牙齿松动脱落；身高、体重随增龄而变矮、减轻。

二、神经系统的特点

失智症中最常见的阿尔茨海默病患者常有脑重量减轻的情况，中枢神经系统主要表现为皮质弥漫性萎缩、脑回变窄、脑沟增宽、脑室扩大、神经元大量减少，并可见老年斑和神经元纤维缠结等病变，脑组织中的乙酰胆碱含量显著减少，乙酰胆碱转移酶的活性显著降低；血管性认知功能障碍的病因是脑血管病变（包括出血性和缺血性等）引起的脑组织血液供应障碍，脑血流量降低，导致脑功能衰退。

三、运动系统的特点

人类同一块肌肉中既有快缩肌纤维，又有慢缩肌纤维。失智老人在衰老过程中，骨骼肌发生显著的退行性变化。其特征是肌纤维的体积和数量减少，尤其是下肢肌的快缩肌纤维衰退更明显，伴随着肌肉体积的减小，肌肉力量也下降，骨关节的变性会使关节僵硬，活动范围受限制，因而失智老人的动作灵活性、协调性及动作速度下降。

四、心血管系统的特点

人的大血管弹性通常会随着年龄的增长而有所降低，氧运输和氧摄取能力也会随着年龄的增长而下降，出现最大心率下降、静息时的每搏输出量减少。而失智老人多伴有如高血压、冠状动脉粥样硬化、高脂血症、糖尿病等慢性躯体性疾病，其中冠状动脉粥样硬化容易引起心肌缺氧，特别是在运动时，老人的心率和血压会急剧增加，常会诱发心肌梗死、心力衰竭等心血管意外，直接导致死亡。

五、呼吸系统的特点

失智老人肺功能随着年龄的增长而衰退，呼吸系统的结构和机能产生不良的变化。这些变化表现为肺泡壁变薄、肺泡增大、肺毛细血管数目减少、肺组织的弹性下降等，从而导致肺泡扩散的有效面积减小、肺残气量增加和肺活量的下降。

六、血液系统的特点

多数失智老人血液系统会出现衰老红细胞数量增加、年轻红细胞数量减少、纤维蛋白原增加、纤溶能力下降的变化，这些变化会导致血液长期处于浓、黏、聚、凝的状态。血液黏度的升高和红细胞的变形能力下降，使血液的流变性降低，循环阻力增加，加重心脏负担。

七、泌尿系统的特点

失智老人会和其他正常衰老的老人一样随着老龄进程出现泌尿系统机能退化，发生尿潴留、排尿困难、尿失禁等情况。

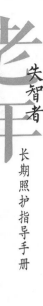

八、消化系统的特点

随着年龄的增长，失智老人消化腺体萎缩、消化液分泌量减少、肠蠕动减慢甚至消失，消化系统功能呈现明显下降趋势，常发生不易消化、便秘、腹泻等情况。

第三节　失智老人疾病特点

一、失智症

失智会导致记忆、定向力、理解、判断、计算、语言、视空间等各方面的功能减退，乃至丧失。对失智的老人而言，这些功能的损害基本是不可逆的，而这些功能损害无疑都会导致患者的生命质量明显下降，给家庭以及社会带来沉重的负担。

（一）失智症类型

1.阿尔茨海默病：一种起病隐袭、进行性发展的慢性神经退行性疾病，临床上以记忆障碍、失语、失用、失认、执行功能等认知障碍为特征，同时伴有精神行为异常和社会生活功能减退。国内外阿尔茨海默病的患病率研究有一些差异，大部分研究报道的结果为，65岁以上的老年人中阿尔茨海默病的患病率为2%～5%。女性阿尔茨海默病的患病率高于男性，女性约为男性的1～2倍。患病率随着年龄的增加而增加。

2.血管性痴呆：一般在50～60岁发病，男性多于女性，病程短则数月长可达数十年。临床表现亦很大程度上取决于脑损伤的部位，通常以突然起病、波动或阶梯样病程和局灶神经功能缺失为主。早期主要表现为头痛、眩晕、肢体麻木、睡眠障碍以及耳鸣等，可有近期记忆力受损、注意力不集中和一些情绪变化，随着病情的进展会出现明显的认知功能受损和精神行为症状。

3. 额颞叶痴呆：以额颞叶萎缩为特征的痴呆综合征，是神经变性痴呆常见的病因，约占全部痴呆病人的1/4。发病年龄多在45～65岁之间，是早发性痴呆的最常见病因。临床表现隐袭起病、进行性加重的社会行为、人格改变，或以言语/语言障碍为特征，而记忆、视空间症状相对不明显。神经系统体征在病程早期可见强握反射、吸吮反射，晚期可出现肌阵挛，锥体束征及帕金森综合征。

4. 路易体痴呆：以波动性的认知障碍、视幻觉和帕金森综合征为主要临床表现，以路易小体为病理特征的神经变性病。病理特点是大脑皮质和脑干神经元胞质内有路易小体。多在老年期发病，中青年患者很少见。主要表现进行性的痴呆、锥体外系运动障碍及精神障碍等三组症状，特点是波动性认知功能障碍，早期记忆障碍不明显，可出现失语、失用及失认，认知障碍和帕金森症状在一年内相继出现具有诊断意义。精神症状以成形的视幻觉为特点，可以出现肌阵挛、肌张力障碍、吞咽困难、睡眠障碍和自主神经功能紊乱等。

5. 帕金森病：仅次于阿尔茨海默病的神经系统变性疾病，主要发生于50岁以上的中老年人。我国65岁以上人群帕金森病患病率约为1.7%，且随着年龄的增长而增高。临床上，帕金森病以静止性震颤、肌张力增高、运动迟缓和姿势平衡障碍等为主要表现，中晚期患者常伴发症状波动及异动症。

所有失智症患者中，有一半以上是阿尔茨海默病，在老龄化严重的

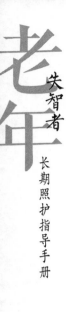

国家，这个比例可能还更高，甚至高达80%。

（二）失智症常见表现

失智通常意味着失去控制权，患者常会在病程的某一阶段出现精神、行为和人格的异常，失智者会慢慢失去生活能力、记忆力、认知力，进而诱发性情大变、被窃妄想、忧郁症等病症，出现"白天睡觉，晚上捣蛋"等异常表现。

1.记忆力减退：这是失智者最常见的表现。大多数失智老人会首先会被家属、熟人发觉其"记性不好"，出现近事记忆力的缺失，特别是对刚刚发生的事情或短时期内发生的事情不能记忆。有的老人自己也会抱怨自己的记性越来越差，健忘，丢三落四，而对最近发生的事情，讨厌别人问起，或虚构故事来填补记忆力缺损的空隙，或借故逃避；找不到东西的时候，会认为是有人偷了。晚期则会出现远事记忆力受损表现。

2.注意力涣散：失智老人早期会出现例如对着窗口失神发愣很久的情况，或是容易受外界环境的刺激或干扰而分神，或是只能盯牢单件事情，而无法轻易地将注意力转移到其他的刺激上。

3.定向力障碍：定向力主要是指人对地点、时间和人物的判断能力。失智老人可早期就出现地点定向障碍，不知道自己身在何处，常会发生走失等情况。晚期则出现不能理解如时间等抽象观念，逐渐丧失对时间、季节、昼夜、人物的识别能力。

4.语言障碍：失智老人在不同的阶段都会出现不同的语言障碍，如找不到适当的词语来表达自己的意思，词不达意，有时唠叨、有时说说停停、有时说话重复、绕圈子或重复他人讲的话等。严重时出现语意的整合及理解功能减退、丧失，念错人、物的名字，用用途来描述某个物品或表现为刻板的语调、字句停顿、不能认字，甚至失语等。

5.计算力及抽象思维能力丧失：计算力减退是失智老人的常见症状。老人于早期就会慢慢丧失抽象思维能力，无法理解谈话中的抽象概念，对数字的计算能力也有下降等，往往总是算不清楚，甚至连最常用的加减乘除都不能做。

6.构图能力下降：失智老人常在早期就会出现在描绘及模仿线条图画等方面的困难。

7.判断力、警觉性下降：出现如购买不需要的物品、借钱给陌生人等情况，后期则会出现如横冲直撞过马路等意识不到危险的行为。

8.社交退缩：早期可能担心朋友或亲人发现自己和以往不一样而待在家里不外出、不会友。后期因不能顺利完成自己喜欢的事情或工作，逐渐失去对这些活动的兴趣，远离自己的爱好、工作、运动，退出社交。

9.出现精神异常症状：80%～90%的失智症患者在病程中至少存在一种精神异常症状，表现为精神病性症状、额叶释放症状或精神情感症状等症状群特征。

（1）精神病性症状。①妄想：出现频率在10%～73%，多为被害妄想，如认为别人偷他东西、认为照护者是他人冒充的。②幻觉：出现频率在12%～49%，以视幻觉最为常见，如在家看到实际已经去世的亲人等。

（2）额叶释放症状。①脱抑制：患者行为冲动、不恰当，注意力易分散，情绪不稳定，此外，还可表现为哭泣、欣快、攻击性言语，对其他人和事的攻击性行为、自我破坏的行为，性活动增强，运动性激越等。②游荡：包括反复找寻照护者，尾随、无目的乱走，夜间外走、走失等情况，常给照护者带来负担。③激越：主要是患者感觉不舒适或不满意，或病情恶化时，表现的身体或言语的攻击性或非攻击性行为。④灾难性反应：患者突发的过分情绪反应或行动，如突然爆发的叫嚷、咒骂、踢打、咬等行为。

（3）精神情感症状。①抑郁心境：发生率为40%～50%，患者出现日益加重的言语和交流困难、体重减轻、睡眠紊乱等情况。②情感淡漠：患者出现对日常活动和个人照料缺乏兴趣、社交活动减少、面部表情贫乏、语调变化减少、情感反应减弱等情况。③焦虑：患者出现害怕独处、害怕洗澡等情况。

（4）错认。包括不认识镜子中的自己，错认其他人、错认电视中的事情等情况。

二、常见合并内科疾患

（一）失智症合并糖尿病的特点

糖尿病属于比较常见的慢性代谢性疾病，导致该疾病产生的主要原因是患者出现了胰岛素分泌缺陷和（或）利用缺陷。

合并糖尿病的失智老人因认知能力的衰减或伴发精神行为异常，往往不能配合正常饮食，甚至出现暴饮暴食、乱食、拒食等行为，使其血糖控制难度加大。而在使用降血糖药物期间，如老人摄入食物不足，既不能保证正常的营养供给，还可能引起低血糖反应。

合并糖尿病的失智老人器官功能会随着年龄的增长出现退行性改变，容易引起其他脏器相关的并发症，如糖尿病肾病、糖尿病视网膜病以及其他心脑血管疾病等，这些并发症对老人的健康及生活质量影响都很大。

（二）失智症合并肺部感染特点

肺部感染是老年人常见并发症，老年人因自身抵抗力下降，容易发生感冒等上呼吸道病毒感染，而上呼吸道病毒感染后又容易合并细菌感染，导致气管、支气管感染以及肺部感染。失智老人更是其中的高危人群。这主要与部分失智老人长期卧床，身体机能下降，合并疾病多，免疫功能较差，易受病原菌侵袭有关。失智老人多伴有进食障碍而采取鼻饲饮食，易出现呛咳、误吸，引起吸入性肺炎；同时还与失智老人多无法主动咯痰或咯痰无力，口咽部定植菌易进入下呼吸道等因素有关。

与一般肺部感染相比，失智老人反应迟钝，发生肺部感染后少见咳嗽、咯痰、发热等特征性、典型性表现，常以呼吸加快、心动过速、嗜睡、淡漠、食欲下降、腹泻等神经及消化系统非特征性症状为表现，往往导致不能及时就诊，延误病情。另因咳嗽反射功能下降，分泌物不能及时、有效排出，失智老人的肺部感染具有症状重，混合感染多见，耐药菌感染比重较高、难以控制，容易发生反复感染，病程长，严重时可发生呼吸衰竭、窒息等特点。

（三）失智合并高血压特点

高血压是老年人常见病、多发病，是危害人们健康的疾病之一。

随着年龄的增长，脑的自身调节、细胞的新陈代谢、血脑屏障以及自主功能老化，使血管易受到损害，在高血压的基础上容易发生心脑血管病。而有学者研究发现，合并高血压的失智老人通常夜间血压上升，从而加重心血管负荷，增加了心脑血管意外事件发生的危险性，发生出血性和致死性脑卒中。

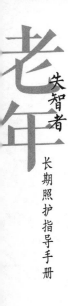

第三章
失智照护现状

第一节　国外失智照护现状

与国内比较，国外的一些发达国家如法国、瑞士、英国、美国、德国和日本等进入老龄化社会时间较长，长期照护体系的研究要比我国完善、深入许多。

一、英国：推行社区照护养老

英国是人口高度老龄化的国家，也是老年人口比例最高的国家之一。随着老年人口的急剧增加及现代化的发展，英国的家庭养老功能已明显衰退。英国实行全民医保制度，制度框架完善，管理运行机制健全，在维护公众健康、保障人人享有基本医疗卫生服务方面发挥着基础性作用。

在英国，老年护理院是老年社区护理最重要形式。为提高老年人的生活质量，英国政府从20世纪50年代后期开始逐渐推行社区照顾的养老模式，20世纪90年代开始将老年人照护问题纳入社区管理，对老年人采取社区照护服务模式，通过公共机构、私营机构和志愿者组织等为老年人提供服务，满足其健康需求。

二、日本：让失智老人挑选兴趣活动

日本作为世界上较早进入老龄化的国家，1963年出台了《社会福利法》，提出"介护"的理念。2000年实施介护保险制度，把老年人或因身心障碍导致日常生活处于困难状态的人作为服务对象，以对其进行专业性援助为基础，以满足被介护者身体、精神、社会适应等各方面的要求，确保其成长、进步的健康生活为目标，最终使被介护者获得满意的自立生活。

近年来，日本许多养老机构都把针对失智老人的照护作为护理攻关的重点，因为这一特殊人群的增长速度十分迅速，截至2012年，日本的失智老人已达462万人。

日本认为失智症的最大特征就是大脑机能的退化，锻炼大脑的活动非常重要。日本的养老机构设置了失智老人之家，每三位失智老人配备一位介护员，每天至少要安排失智的老人们参加120分钟由动手到动脑的创造活动。写字、画画、做手工等多种活动内容全由老人们按照自己的兴趣挑选，介护员的作用就是看护和引导，不可代劳。

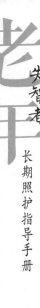

三、美国：整合式的全面照护

实施整合是美国老年人全面照护服务取得成功的关键，经过不断的发展完善，这种方式已经成为一种较为成熟并取得较好成效的老年医疗照护模式。

自20世纪70年代起，美国建立老年人全面照护服务。这是一个针对老年人的养老医疗护理服务模式，该模式成功地将老年人的短期医疗与长期照护服务结合起来，使高龄患病老人能够更长时间地在社区中生活。美国的这种服务让那些体弱、患病、行动不便的老人尽可能长期地居住在社区，其服务内容多样，覆盖了养老和医疗的需求，分为医疗性服务、康复性服务以及社会支持性服务3大类，经费主要来自美国两大公共医疗保障计划（即美国政府针对老年人、残疾者的医疗照顾及针对贫困人群的医疗救助）。

目前，美国主要有独立式失智养老机构、失智护理和其他护理类型组合式的养老机构、将失智护理直接融入社区中这三种失智老人照护方式，其中又以独立式失智养老机构和组合式养老机构为主要类型。

美国养老机构中大约60%的老人都患有认知障碍疾病。20世纪80年代开始，美国养老机构开始设置专门针对失智老人的"特别护理单元（SCUs）"，也被称为痴呆症护理单元。随着失智老人数量的增多以及市场对失智护理需求的多样化，这些"特别护理单元"不单单针对机构内的失智老人提供服务，也为轻度失智老人提供家庭咨询、照护支持及社区治疗等服务。美国的这些养老机构普遍认为应该把失智老人混合在大型社区中，为失智老人提供一些特殊的活动或者服务，使失智老人能在大型社区中更加规律地生活并减少与其他老人的差异。

四、奥地利：失智健康服务整合

奥地利养老产业起步早，体系健全，政府、企业、社会机构以及大学参与度高。特别是一些大型护理中心、老年健康中心、老年病研究中心，拥有包括失智诊断、治疗、咨询的记忆门诊，为居家生活、具有活动能力的失智老人提供照护的失智日间照护中心，为急症患者提供短期医疗服务的老年失智病房，为不能自理或家人无法提供照料的失智老人提供长期照护的护理院，为不同阶段的失智老人提供人性化、专业化照护服务。其技术和管理模式在欧盟居领先地位，为失智老人提供医疗照护服务的是包括老年精神科医生、有精神科学习背景的护士、护士助理、职业治疗师、物理治疗师、音乐治疗师、营养师、临床心理专家在内的多学科团队成员，将失智健康服务整合，以满足疾病不同阶段失智老人的需求。其照护内容、方式与环境等方面均基于失智老人特点和需求，充分考虑老人的自理能力，尽量发挥残存功能，尽可能给予自我照顾的机会，并积极辅助治疗以保持、促进和激发失智老人生活技能，体现人文关怀。

五、德国：个性化护理方案

失智症发病机理复杂，每个失智老人的症状都不相同，德国的养老机构运用有针对性的个性化护理手法对失智老人进行照护。养老机构充分考虑了人性化、个性化的需求，老人们按照不同的照护方式被安排在不同的区域。为了给老人营造家的感觉，每一间房间都是独一无二的，

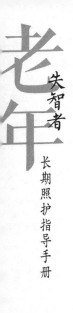

暖色调墙纸、色彩明亮的墙画，家具、花草的布置都和老人自己家里的很接近，门口挂上老人最喜欢的动物绒毛玩具等。养老机构还设置有专门运用"个人传记"心理治疗法来护理的区域，事先获得老人的过往生活经历、生活习惯、兴趣爱好等信息，根据这些背景资料为每一位老人建立独特的个人传记，让失智老人获得更多的认可和自信。

六、丹麦：为失智老人创造安全、友善的环境

丹麦个别养老院，以护理重度失智老人见长。入住的失智老人中有17%的暴躁型失智老人，因丹麦法律规定不能限制人身自由，养老院便精心设计院区环境，将大门开关设置在老人注意不到的地方，巧妙装饰老人活动区域内活动的大门，让老人即使经过也不会走出这扇门。这样，就在不违背老人意愿的前提下，为他们创造一个安全、友善的环境。护理员会在活动区域内放失智老人最易感知和接受的动物或毛绒玩具，也会在一些日常生活细节行为如举杯、干杯、喝水等方面与失智老人进行互动，让老人模仿、学习，帮助老人尽量融入集体，恢复正常的生活。

七、荷兰：让失智老人活得有尊严和快乐

荷兰认为失智老人很容易封闭自己，无法认知周围的新事物，但对过去的记忆印象深刻，过去的记忆是他们与外界沟通的最好媒介。因而荷兰设置了很多旧物博物馆，摆放大量失智老人年轻时代常用的餐具或旧时的陶瓷、复古的铁制罐头、老唱片等生活道具去触动他们的记忆，还原失智老人的遥远往事。这些熟悉的物件往往能驱走失智老人内心的

孤独，让他们感到亲切、自尊和快乐。

荷兰还认为只有让失智老人相信自己与正常人无异，他们的病症才能得到最好的缓解。因此，斥巨资打造了一个让失智老人相信自己与正常人无异的生活小镇，尊重和平等是这里最注重的理念。小镇没有高墙护栏，整个环境被设计成完全开放的空间，失智老人有自己独立的房间、共享的客厅，只有小镇外围有围墙保护，避免失智老人走失。小镇内如餐厅、咖啡厅、超市、教堂、文艺场所等日常生活娱乐场所一应俱全，老人可在小镇内自由活动、自主生活及待在他们最喜欢或最适合他们的空间，老人的家属随时可以造访，照护人员也一律穿着便装假扮成店员、邻居等，随时陪在失智老人身边待命照顾。照护人员每天还会记录下老人的状况或出现的问题，每半年与家属沟通一次，不断更新护理计划。这个小镇里的失智老人都拥有自己的生活，和正常人无异，能有尊严地活到生命的最后一刻。

"失智照护小镇"中医护人员如游戏设定的NPC，每个6人间或8人间里就有1~2个医护人员扮演着邻居、室友。老人们和这些固定角色一起生活，正常地参与到生活中去与"家人"一起做一些力所能及的家务，像正常人一样在家里做饭、打扫卫生，开心快乐并且有尊严地生活。但"失智照护小镇"造价高昂，光建造就花费了1930万欧元，其中1780万来自政府，其余的来自社会组织，对于许多国家来讲这种失智照护模式是不可复制的，但其照护理念却是值得借鉴学习。

第二节　国内失智照护现状

一、家庭养老与失智照护

随着经济社会的发展和计划生育国策的实施，我国于20世纪90年代开始进入人口老龄化。

在失智照护方面，我国与国外一些发达国家相比，在国家政策、保险制度及照护模式上都有差距及不足，加之受传统影响，国内还是以家庭照护为主的养老模式。另外，国内大多数养老机构基于照护风险高、人工成本高的考虑，基本不接收失智老人，所以，我国大部分失智老人也是由家庭成员承担主要的照护责任。

当前，居住方式和家庭结构的变化使传统的家庭养老模式受到挑战。家庭结构小型化、"421"的倒三角格局，使空巢老人家庭比例不断升高，居家养老功能弱化。"空巢老人家庭"的出现、人口流动性增加和住房条件等诸多因素的限制，家庭的照护负担日益加剧，家庭越来越难以为老年人提供足够的、舒适的照料。

失智老人作为老年人中的一个特殊群体，常因其精神症状、异常行为，耗尽家庭照护者的时间、精力和耐性，极大地增加了家庭照护的难度。因此，在家庭之外的长期照护模式——机构养老照护，因其对家庭长期照护起到了一定的辅助支撑作用而逐渐兴起。

二、机构养老与失智照护

因社会养老保障制度不完善及经济因素的制约，我国养老事业起步晚，政府对养老照护机构的资金投入有限，公立养老照护机构数量远不及私营养老照护机构数量。无论公立还是私营，在非医疗机构性质的养老照护机构中，资源配置不够合理，健康老人占床多，服务单一，发展缓慢。而照护难度最大的失智老人因多数会出现精神行为症状，非精神卫生医疗机构的养老照护机构没有技术力量和能力应对，常将之拒之门外。而精神卫生医疗机构能收治的伴有精神行为症状的失智症患者数量极为有限。

社会中，大部分老人受传统观念的影响，秉承"养老归根"的理念，宁愿待在家中接受不规范、不专业的照护或者缺少照护，也不愿远离自己居住的家庭和社区去机构接受长期照护。此外，老年人之所以不把养老照护机构当作首要选择，还因为家里感觉温馨、熟悉且热闹，而养老照护机构没有亲人的陪伴与呵护，老人感觉失落与寂寞，心理满意度与愉悦度不高，这也会影响他们的身体恢复和精神慰藉。当然，也有部分子女认为送老人去养老照护机构是不孝行为，极不体面，宁愿自己承受巨大的经济和精神压力，也要将老人安置于家中，承担起老人的照护责任。

事实上，多数老年人对长期照护费用的承受能力很有限。有研究调查指出，老年人由于退休、自身劳动能力减弱等原因，退休工资和自身存款成为其主要经济来源，经济来源单一，收入欠佳，经济承受能力较差，无法承受机构高昂的护理和服务费用。现行的城镇基本医疗保险不支持特别护理和非失能老人日常护理等服务性项目费用的支付。低收入的现状、限制支付的医保政策、高价位的服务导致只有少数人能享受得起机构照护服务，阻碍了老年人对长期照护服务的需求。而失智老人照

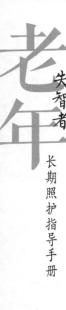

护成本更高，个人及家庭更难以负担。

国家行业标准《老年人社会福利机构基本规范》明确了机构中的照护老人分为自理老人（一般照顾护理）、介助老人（半照顾护理）、介护老人（全照顾护理），但大部分的照护机构为扩大收入，不断增加收住老人数量，基本不能做到根据老人实际情况进行分类及提供针对性服务，甚至根本没有分级或执行制定的分级标准。

虽然长期照护机构基本上都宣称能提供日常生活照料服务、医疗护理专业服务和特别照顾服务等，但机构配置或协议提供服务的专业护理人员少之又少，照料人员基本都是一般的护工，往往只能落实一些日常生活照料服务，没有能力开展康复及日常保健等服务。机构对老人特别是失智老人的照护不够规范、专业，而真正社会中能为失智老人提供专业长期照护服务的机构又极度匮乏，导致照护机构的职业能力、职业素养，以及照护质量备受人们的诟病。

另外，社会中缺乏专业的评估、评价监管机构对失智老人长期照护机构的照护质量做出标准的评定和督导，机构照护服务质量难以保障。

因此，机构式养老虽可以减轻老年人家庭照护负担，有能力提供专业化、科学、及时的照护，但却使得家庭、社会的经济负担及政府财政负担加重，资源没有得到有效整合和合理利用。这些都严重影响并削弱了长期照护机构服务的整体水平和服务质量，服务对象的满意度不高，没有实现机构和服务对象的"双赢"。

三、失智照护趋势

老年长期照护在发达国家起步较早，发展较快，也比较完善和成熟。我国的老年长期照护随着经济的发展和社会的进步，也在不断的探索中前进。

目前，我国多种性质和形式的老年长期照护机构相继涌现，如老年公寓、敬老院、福利院、托老所、老人服务中心等。特别是一些提供居家（上门式）照护的照护机构，既能满足日益增长的养老需求，又与国情相符合，还能迎合老年人的传统养老观念，解决现代家庭的照护难题，被社会广泛接受；这种相对于机构照护来说减轻了家庭的照护经济负担，又比单纯的家庭照护能获得专业的照护技术指导和支持的照护模式，应该有希望成为未来我国社会和失智老人家庭首选的长期照护模式。

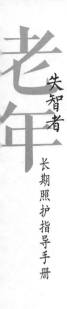

第四章

失智长期照护基本要求

第一节　失智长期照护模式

　　长期照护是指在持续的一段时间内对生活完全不知自理或不能自理或仅能部分自理的失智老人的生活、安全照顾和生理机能、精神健康维护。其中，"照"是指与生存需求相关的生活照料，"护"是指与维持生理机能和精神健康相关的护理。照护包含了失智老人在身体、精神、社会适应性等方面因疾患和受损所产生的需求。

　　能够自立生活是支撑人类自尊心的要素，这对维持失智老人健康的心灵状态很重要，支援或照顾过度会减弱老人残存的机能。所以，在对失智老人进行日常活动的支援、照顾时，应确实掌握老人失智的发展程度以及身体的健康状态，了解老人"会做什么、不会做什么"，然后再根据病情发展、健康状态、残存能力来进行支援与照顾。

根据支援、照顾提供对象，支援、照顾发生场所，以及所实施支援、照顾的专业化程度，目前我国主要实施的长期照护模式有家庭（亲情式）照护、居家（上门式）照护、机构（住院式）照护三大类。

一、家庭（亲情式）照护

家庭照护是指以家庭为平台，以单个家庭作为长期照护的基本单元，由家庭成员（包括保姆）独立进行和完成的亲情式长期照护模式。

鉴于我国传统伦理道德的要求和老人传统养老观念的需求，家庭照护是目前我国老年长期照护的基本模式。失智老人居住在自己的家庭中，家庭成员（包括保姆）在家庭中为老人提供生活、安全、社会交往及生理机能、精神健康维护等方面的照料，使老人能够在熟悉的环境中得到身体、精神等方面所需要的照顾和养护。由家庭成员对老人承担经济、生活和社会心理支持的全部责任。

然而，随着经济社会的发展以及居住条件和家庭结构的变化、人口流动性增加等诸多因素的制限使家庭在提供老人长期照护服务方面的负担日益加重，家庭中的老年人越来越难以得到足够的照料，居家养老功能被逐渐弱化。顺应这种需求变化，社会上逐步兴起一种对家庭长期照护起到辅助支撑作用的居家上门式长期照护模式，传统的家庭养老模式受到了影响。

二、居家（上门式）照护

居家照护是指以家庭为平台，由照护机构的专业照护者为家庭照护者和老人提供支持性上门服务的照护模式。该照护模式有别于传统的家

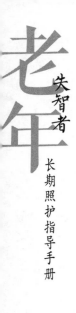
庭照护，但并不否定家庭照护的作用，而是根据家庭成员提供照护和老人的实际情况，在充分发挥家庭照护作用的基础上给予专业照护技术支持和指导，以家庭照护为主，机构照护为辅。

客体是居家的失智老人，主体是家庭个体及专业照护机构。照护人员由家庭个体与专业照护机构的工作人员共同组成。专业照护者定期、定时到老人所在家庭访问探视，提供生活、安全、生理机能、精神健康等方面的照顾、维护服务，并给予相关照护技能的指导和教育。

居家照护模式使得失智老人除了接受家庭成员的照护之外，还能在家庭中享受来自照护服务体系提供的各种服务。老人既可以不离开居住的家庭和熟悉的社区，又能得到相对专业化和多方位较完整的照护服务，老人及家人的满意度较高。

中国传统的养老观念对居家养老非常偏爱，居家照护模式作为既适合国情又为社会、家庭广为接受的一种长期照护模式，越来越受到人们的欢迎和推崇。

三、机构（住院式）照护

机构照护是指以可为失智老人提供24小时全天候照顾的机构为平台，由专职照护者提供的专业性照护模式。失智老人离开原来的居住环境，集中接受照护服务体系提供的各种专业照护服务。

照护机构可以是实现社会化养老功能的如福利院、养老院、敬老院、老年公寓、托老所、老年护理院、临终关怀医院等养老机构，接收一般的失智老人；也可以是医养结合机构，收治伴有残疾及一般躯体疾患的失智老人；还可以是医疗机构，如精神卫生医疗机构收治有严重精神行为异常症状的失智老人，综合性医疗机构收治有严重躯体并发症的失智老人。

客体是入住机构的失智老人，主体是照护机构，主要根据入住老人的实际情况和需求提供相应的诊疗照护服务。

值得提出的是医养结合养老照护。这种新型养老照护模式是将医疗资源与养老资源相结合，医院功能和养老功能相结合，集医疗、护理、康复、养生、养老于一体，为老年人提供生活照料和医疗、康复、护理服务，基本实现了社会资源利用的最大化。此类机构的"医"不等同于医院的"医"，它涵盖三个方面：一是急性医疗，机构设置了医疗室，配备注册医务人员和急救仪器设备，或配置救护车，与医疗机构合作开通急诊绿色通道；二是健康管理，这是"医养结合"照护服务的核心价值所在，针对老年慢性疾病进行健康管理；三是康复和照护，对老年人进行康复锻炼指导和生活照护。与一般养老机构相比，"医养结合"服务对象重点面向患有慢性病、易复发病、大病恢复期、残障、失能以及疾病末期患者等人群提供养老和医疗服务，其费用也介于一般养老机构与医疗机构之间，越来越为大众所接受。

第二节 照护环境设置

环境包括社会环境及物理环境。物理环境又包括天然和人工物理环境。天然物理环境是自然因素构成的，人工物理环境是人类改造和创造出的事物形成的。我们这里所说的照护环境主要是指照护场所的人工物理环境。

长期照护需要一定的环境做保障，既要建设安全、便利、舒适、无障碍的"硬"环境，也要营造敬老、助老、爱老的包容性"软"环境。就我国目前"以居家养老为基础、社区养老为依托、机构养老为补充"的生活化养老照护服务体系而言，硬性照护环境是基本保障。因此，在老年人生活环境的设置上要力求科学、合理，注重安全性、舒适性、无障碍性。

一、老年人生活环境设计原则

（一）整体设计要注意老人的方便与安全。

（二）视线设计要方便老人与家人／照护者交流。

（三）光线设计要自然明亮，整体照明应均匀全面，不留死角，厨房设计要安全明亮，使用操作简单化。

（四）卫生间设计重在安全、采光和通风。

（五）无障碍设计要考虑方便老人活动和助行器、轮椅的使用。

二、老年人照护机构环境设置注意事项

（一）居住地面注意防滑。为老人装修卧室，应采用硬木地板或有弹性的塑胶地板，共用区域使用反光度低、花色素净、易于清洁的防滑地面砖。

（二）加强隔音，避免噪声。老年人一般体质会下降，或患有某些老年性疾病，会比较好静。

（三）居室光线要明亮柔和。要让老人能看清楚家具和物品，同时也应当注意不要让一些表面光滑的物品受到一定角度光线照射时产生眩光，避免引起老人刺眼、眩晕等不适。

（四）家具要灵活便于移动。为老人准备的家具能随季节而变换位置，可以方便老人冬季保暖、夏季散热通风。

（五）床的两侧都可以上下。老人的睡床左右均不靠墙，这样既能方便老人上下床，也能方便护理员照顾老人和整理床铺。床的两侧要设置床挡，避免行动不方便或躁动不安的老人坠床。

（六）常用物品摆放要便于取用。在老人经常活动的范围，适当设置储物柜及台面，根据老人习惯摆放如书报、零食、水果、水杯及电视遥控器、便器等使用物品，方便老人拿取。

（七）床边设置移动餐桌。床边设置可以灵活移动的餐桌，便于行动不方便老人在床上就餐。

（八）床头附近设置插座。在老人床头设置电器插座，以方便需要时增强照明及使用医疗设备进行身体检查、医疗抢救等。

（九）床周围设置呼叫器。呼叫器设在老人可触及的地方，方便老人呼叫。

（十）卫生间设浴凳和扶手。浴凳方便老人淋浴时坐着洗澡，坐便器旁边设置水平或竖直的扶手，便于老人借力起坐。

（十一）公共区域设扶手和休息座椅。为了方便老人活动和休息，公共区域两侧要设置扶手和休息座椅，扶手高度以80~90厘米为宜。

三、失智照护家庭环境设置要求

目前，家庭居住是失智老人及其家人的首选场所，有90%以上的失智老人居住在家庭住宅中。而失智老人对安全风险没有正确认知，生

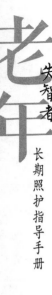

活环境的安全对其尤为重要，应尽量让老人舒适的同时保证其安全。

（一）室内环境设施要求

老年人的体温调节能力降低，室温应以22～24℃较为适宜，室内湿度则以50%～60%较为适宜。大多数老年人视力下降，暗适应力低下，因此应注意室内的采光和照明，尤其要保持适当的夜间照明，可在走廊和厕所安装声控灯，或在不妨碍睡眠的前提下安装地灯。老年人残存的对色彩感觉的机能较强，可将门涂上不同的颜色以帮助其识别不同的房间，也可在墙上用各种颜色画线以指示厨房、厕所等的方位。居室要经常通风以保证室内空气新鲜，特别是有些老年人因活动不便而在室内排便时，易导致房间内有异味。一般不设门槛，如有门槛也不可过高，或以醒目标识以提示。室内家具尽量简单实用，无尖锐的边角，固定位置摆放，特别是失智老人喜欢的桌椅、物品不随意搬动，也不摆放装饰品类的小物件，尽量减少可能的障碍和危险。

（二）卧室内设施设备要求

失智老人卧室内的陈设应尽量简洁，一般有床、柜、桌、椅即可，且家具的转角处应尽量用弧形，以免碰伤。家庭日常生活用品及炊具之类不存放在老人的居室内，以免发生磕碰、绊倒。

给老人配置的床要同时考虑高度、宽度、床垫硬度等多种因素，其中最重要的是高度。对卧床老人进行各项照护活动时，高一些的床较为合适，便于照护者进行各项操作。而对于能离床活动的老人来说，床的高度要便于老人上下床及活动，这个高度应以老人膝关节与床成近直角、坐在床沿时两脚足底完全着地为宜。一般从床褥上面至地面为52～57厘米，这也是老人座椅最适宜的高度。但床的具体高度应根据每个老人的身高、习惯、腿部力量等因素来综合考虑，如果条件允许，最好配置可抬高上身的或能调节高度的床。

老人的床头上方应设有床头灯和呼唤铃，床的两边均应有可移动的护栏以避免坠床。除此之外，为便于老年人上下床时维持身体的稳定与平衡，床边应设置扶手，其高度应能达到或略高于老年人站立时手的功能高度，一般为 72~80 厘米，具体高度应根据老年人的身高、习惯、臂部力量等因素综合考虑。

老人的室内应有冷暖设备。但夏季使用空调时温度不宜太低，同时还应注意避免冷风直吹在身上。冬季使用取暖设备时应考虑其安全性，煤油炉或煤气炉易造成空气污染并有发生火灾的风险，对嗅觉降低的老年人来说，还有造成煤气中毒的危险；电热取暖器使老人的活动度降低；热水袋易引起烫伤；电热毯的长时间使用易引起脱水；暖气或空调致热易造成室内空气干燥。故在取暖设备使用期间室内应经常通风换气，用加湿器或放置水培植物以保持一定的湿度，并随时注意有无相应的危险情况出现。

（三）厕所、厨房及浴室设施设备要求

厨房、厕所与浴室是老年人使用频率较高而又容易发生意外的区域，设置时不仅要注意安全，还要考虑到老人的个性化需求。

厨房地面应注意防滑，水池与操作台的高度应适合老人的身高；煤气开关应尽可能便于操作，用按钮即可点燃者较好。

厕所应设在老人卧室附近，且两者之间的地面应避免台阶或其他障碍物，最好在两侧墙壁设扶手以防跌倒。厕所夜间应保持适当的照明以看清便器的位置。一般老人的腿部力量偏弱，不宜使用蹲厕，最好安置坐便器，坐便器的高度也以老人两脚足底完全着地为宜，具体高度要根据老年人的身高、习惯、腿部力量等因素综合考虑，为52～57厘米。坐便器的两侧和前侧方还是要设置扶手，前侧方安装竖直扶手，可以帮助老人起坐及防止老人站起时因血压波动致头晕而失衡跌倒，扶手高度一般以高于坐便器15～20厘米为宜。如家中老人必须使用轮椅，应将厕所改造成适宜轮椅通过和摆放的样式。

老年人身体的平衡感下降，浴室内周围墙面应安装扶手，地面铺以防滑砖。浴室内还应安装取暖和排风设备，让沐浴时的室温保持在24～26℃，并可将蒸汽排出，避免因湿度过高而影响老年人的呼吸。如安装的是浴盆，浴盆应有扶手或放置浴板，另外，还应在浴盆底部放置橡皮垫。如家中老人是不能站立的，应尽可能安装淋浴椅。如家中老人是使用轮椅的，安装洗脸池上方的镜子时应适当向下倾斜以方便老人自己洗漱。浴室内还应有固定、顺手、不阻碍活动的位置以方便老人妥善放置自己使用的助行设备。

四、失智照护机构环境设置要求

养老机构环境设计要素有室外场地环境、建筑总体布局、老人居室单元、共享活动空间、娱乐休闲配套、家庭环境氛围、室内自然采光等七点，这些都是照护机构在建设时必须要考虑的因素。

养老机构除有医疗设施外，还应有生活、娱乐、居住等设施，包括医护工作站、居住间、公共活动室、阅览室、公共卫浴间、厨房、洗衣房及室外活动区域等。居住间最好有独立卫生间。走廊应安装扶手和休息凳，高度、间距设置要合理。公共活动室和阅览室能举办文体、娱乐活动，丰富老人的精神生活，提升老人的生活质量，活动期间的老人应确保处于照护人员的视域范围内。活动室可为集餐厅、会客厅、娱乐活动厅为一体的功能叠加设置，提高空间利用率。

除上述设置外，失智老人照护环境更需考虑的是安全问题。无障碍设计是基础，尽量将这类老人安排在同层，采用电梯刷卡、楼梯输密码等方式不让老人独自前往室外活动区域及防止老人走失等意外发生。目前，我国没有只收治失智老人的专门机构，一般都是各类照护机构设置有失智照护专区。

五、照护机构失智专区设置要求

（一）专区位置要求

设置在一楼或配有升降电梯的楼层。

（二）人员配置标准

1. 照护者与失智老人不得低于1∶4的配置。

2. 注册医生及护士各1名。

（三）配套设施标准

1. 建造原则：安全、安静、舒适、标志醒目。

2. 居室标准

（1）室内安静、通风良好，光照充足均匀，有夜间照明设施；地面平整、防滑、防眩光，无高差，无障碍物；活动空间充足，方便使用手杖、助行器或轮椅等。

（2）床不得高于0.5米，床头可以摇起，须有床栏，床间距不得少于0.8米。

（3）室内家具精简、位置固定，外凸锐角安装防撞护角或改为圆钝角。

（4）室内设置有导向性的标志物。

（5）根据居住人数，可分为单人间、双人间及多人间。双人间及多人间应有隐私保护相关设施。

3.卫生间标准

（1）独立卫生间。标志明确，入口宽阔，地面平整、防滑、下水良好，卫生间内协助照护空间充足，门内侧无门锁或门闩。

（2）坐便器侧面安装稳固扶手。

（3）安装带有控制阀（控制水量及水温）的淋浴装置，有固定防滑垫。

（4）卫生间内有紧急呼叫按钮。

4.餐厅标准

（1）安静，光照充足均匀，空间适宜。

（2）餐桌／椅稳定、结实；餐桌仅放置必要的餐具，以4~6人半弧形桌为宜。

（3）配备便于持握的餐具，避免陶瓷、玻璃等易碎品。

（4）餐厅内设洗手装置。

5.通道标准

地面平整、防滑、防眩光、无高差，宽度不应小于1.5米，两侧墙面安装稳固的连续扶手，转角处设置醒目标志物。

6.室内活动区域标准

（1）机构应设置可供失智老人相互交往的半围合交流区域。

（2）区域内设置照护者工作站，协助活动，保障安全。

7.室外活动区域标准

（1）有足够活动空间，规划布局动静分区。

（2）活动区域内所有出入口均应通向安全区域，避免失智老人误入高危区域或者走失；周围设置隐蔽性安全围护栏，尽量采用园艺绿化提供遮挡，不采用围墙。

（3）座椅安全稳固，并设置遮阳避雨设施。

失智照护专区是比较符合我国国情的失智老人照护方式，它能解决目前社会中重度失智老人医院不能养、养老院不能医的两难困境，为失智老人提供更安全、专业、可及的照护。

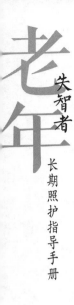

第五章
失智长期照护基本技能

第一节 日常生活方面的照护

日常生活照护是指帮助失智老人维持生存及基本生活功能的照护。照护者或照护机构为维持失智老人生存及基本生理功能提供的一系列照护措施，包括进食／水、排泄、更衣、全身清洁、身体局部清洁、如厕、剪指（趾）甲／剃须、整理床单元等八项照护内容。

一、进食／水照护

指为满足失智老人生理需求提供的进食、饮水照护。

（一）照护目标

1.确保为失智老人提供适当的食物和水分，保持营养健康，避免不必要的并发症。

2.将用餐变成让失智老人感受到愉悦和享受的活动，促进其健康和快乐，提高其生活品质。

3.进食／水过程中无意外发生。

（二）照护标准

1.准备

（1）安排每日相对固定的时间、地点及餐桌位置用餐，以带给失智老人稳定而安全的感觉。

（2）提供营养、温度、性状适宜的食物，用餐环境光线要充足，使失智老人能更好地看清食物，选择自己喜欢的食物。

（3）餐桌的布置要尽量简单，只放置吃饭需要的餐具，不要放置花瓶、装饰品、调味瓶、多余的餐具等不必要的物品。餐桌桌布的图案要简单，纯色的桌布是很好的选择。

（4）选择适合失智老人的餐具，碗和盘子的颜色要和桌面及食物的颜色有明显的区分，纯白色的碗和盘子是不错的选择。

2.过程

（1）选择适宜的餐／饮具，协助清洁双手，根据失智老人情况使用餐巾／佩戴假牙。

（2）守护进食／水，控制进食速度和量。需喂饭时，动作要轻柔，切忌因为动作生硬而弄痛失智老人。每一口的喂食量要少，要等其慢慢咀嚼、吞咽后，再接着喂第二口。

（3）餐后收拾餐具，取下假牙，协助漱口。

3.特殊情况处理：失智老人对抗进食／水照护时耐心劝导，待其配合后再进行，必要时寻求专业医疗帮助。

4.上门服务：提供进食／水相关知识，指导照护者正确设置就餐环境和评估失智老人进食／水情况，掌握进食／水的照护方法，有需要可协助完成。

二、排泄照护

指针对无排便意识、大小便不知自理的失智老人提供的照护。

（一）照护目标

1.对于发生过失禁的失智老人，帮助其力所能及地如厕，维持其尚存的能力。

2.识别失智老人已经直接排泄尿便的迹象，及时予以帮助。

3.会阴、肛门清洁，无异味，无皮肤潮湿、发红。

4.大小便规律，无便秘、尿潴留的发生。

5.保护失智老人的隐私，维护其自尊心。

（二）照护标准

1.准备

（1）掌握失智老人排便规律，引导其定时排便，尤其在外出前、临睡前及夜间。

（2）根据失智老人的情况，提供大小适宜、符合其具体情况的一次性内裤、纸尿裤、接尿器、隔尿垫等。

2.过程

（1）帮助腹胀未排尿或有便秘情况的失智老人进行腹部热敷、按摩，以利排便。

（2）为多于3天未排便的失智老人使用开塞露、甘油栓、肥皂栓，以助排便。

（3）帮助粪便嵌塞的失智老人进行人工取便，避免腹胀引起烦躁不适。

（4）帮助失禁的失智老人及时清洗会阴部，更换弄脏的衣裤／纸尿裤。

（5）帮助造瘘术（膀胱造瘘／人工肛门）后的失智老人及时更换尿／便袋。

3.特殊情况处理

（1）失智老人对抗照护时，耐心劝导，必要时多人协同完成。

（2）失智老人腹泻／便秘严重无改善时，建议通知家属并寻求专业医疗帮助。

4.上门服务：提供排泄相关知识宣教，指导照护者正确评估失智老人大小便情况，掌握排泄的照护方法，有需要可协助完成。

三、更衣照护

指针对失智老人更衣情况提供的照护。

（一）照护目标

1.着装整洁、符合季节要求。

2.更衣过程中未发生意外。

（二）照护标准

1.准备

（1）提供舒适、符合季节、方便穿脱的衣裤，如开衫比套头衫更容易穿脱，按扣和拉链就不如纽扣来得方便。

（2）为失智老人搭配好两套衣物，供其从中挑选。

（3）若失智老人对某一套衣服特别偏爱，可请家属多做一套，以满足其需求。

2.过程

（1）帮助失智老人在适宜的场所、时间穿脱衣裤。必要时及时协助，防止身体暴露过久。

（2）对已经不知道如何选择合适衣物的失智老人，应简化其对衣物的选择，让其从事先搭配好的两套衣物中挑选一套穿上，二选一对失智老人来说更容易。

（3）对不知按什么样顺序穿衣服的失智老人，可以先准备好要穿的衣服，然后按穿衣顺序，每次只递一件衣服，并给出明确的口头指导。

（4）对有能力穿衣服，只是动作较慢的失智老人，不可直接帮其穿衣服，而应给其足够的时间，在一旁给予必要的口头提示和鼓励即可。

（5）对经常扣错纽扣的失智老人，可在一旁温和提示，确保其从第一粒纽扣开始就能扣在正确的位置。

（6）对不知道如何更衣的失智老人，可通过动作示范来引导穿衣，如失智老人不知道如何穿，可以给他示范。

3.特殊情况处理：失智老人对抗更衣照护时不可强迫，可以先停下来，耐心劝导，稍后再做尝试，必要时多人协同完成。

4.上门服务：提供着装、更衣相关要求、技巧培训，指导照护者正确评估失智老人更衣能力，掌握更衣的照护方法，有需要可协助完成。

四、全身清洁

指针对失智老人个人习惯或自理能力缺陷程度及配合程度提供的全身清洁照护。

（一）照护目标

1.尊重失智老人的喜好，并采取灵活、变通的方式，保持失智老人全身清洁、舒适，无异味。

2.全身清洁过程中无受凉或烫伤等意外发生。

（二）照护标准

1.准备

（1）沟通和信任是协助成功清洁的关键，最好由固定的、同性别照护者予以帮助。

（2）掌握失智老人自行完成全身清洁的能力，根据失智老人情况选择适宜的全身清洁方式，如淋浴、盆浴、床上擦浴等。

（3）提供环境适宜、保暖，地面防滑、无障碍物，墙面有扶手的清洁场所。

（4）清洁前调节好室温和水温，水温可以调至40～45℃，备好用具及干净衣物，放于易取处。

2.过程

（1）照护者应弹性运用引导技巧，适时以情境诱导失智老人，征求其同意后再行全身清洁。

（2）全程守护，动作轻柔，最好使用手持式花洒洗浴，花洒水流应调整到温和的喷射状态，洗澡（擦浴）顺序可以先洗身体，然后再洗敏感区域（如头部、脸部和私处），注意水不要进入失智老人的眼睛、耳朵。

（3）在实施每个步骤时，可以通过提前告知、征求意见、引导参与等方法让失智老人有所准备、乐于接受。如在过程中随时告知"好，现在我们先冲洗身体了，先冲冲背……"。

（4）控制清洁时间不宜过长，清洁后帮助失智老人涂抹护肤品，查看皮肤情况，防止皮肤干燥。

3.特殊情况处理：失智老人对抗全身清洁照护时，耐心劝导，或采取分阶段清洁方式完成。从泡脚开始，待其慢慢适应后再协助洗下身，渐进至洗完全身。持续抗拒时，可用湿毛巾重复擦洗身体数次，达到基本清洁的效果。亦可在如厕后顺势协助清洗。必要时多人协同完成。

4.上门服务：提供全身清洁相关技巧，指导照护者正确布置清洁场所及评估失智老人自行完成全身清洁能力，掌握全身清洁的照护方法，有需要可协助完成。

五、身体局部清洁

指针对失智老人个人习惯或自理能力缺陷程度及配合程度提供的局部清洁照护，包括口腔、面部、足部、会阴等。

（一）照护目标

1.失智老人局部清洁、舒适，无异味。

2.清洁过程中无烫伤等意外发生。

（二）照护标准

1.准备

（1）掌握失智老人自行完成清洁的能力，根据实际情况予以指导／协助／帮助完成洗脸、洗手、洗足、清洁口腔、清洁会阴等。

（2）帮助失智老人拿取杯子、牙刷、毛巾、盆子等局部清洁用具。

（3）提供温度适宜的清洁用水。

2.过程：全程守护，选择适宜的方式进行局部清洁，同时查看皮肤／黏膜情况，涂抹适宜的护肤品。

3.特殊情况处理：失智老人对抗局部清洁照护时，耐心劝导，必要时多人协同完成。

4.上门服务：提供局部清洁相关技巧，指导照护者评估失智老人自行完成洗脸、洗手、洗足、清洁口腔、清洁会阴能力，掌握照护方法，有需要可协助完成。

六、如厕照护

指针对有排便意识，但如厕意识／能力不足的失智老人提供的照护。

（一）照护目标

1.协助失智老人及时如厕，减少直接排泄尿便的概率。

2.正确使用卫生间或简易便器。

3.无随地大小便情形发生。

（二）照护标准

1.准备

（1）掌握失智老人排便习惯和如厕能力。

（2）根据失智老人情况选择适宜的如厕方式，如卫生间坐便器、床旁便器等。

（3）卫生间门设置特殊图案，方便识别。

（4）卫生间保持清洁、明亮，地面防滑，墙面有扶手，坐便器固定，边缘光滑。

2.过程

（1）对如厕意识不足的失智老人，认真观察、掌握其排便前习惯动作，如有抓裤头、想要脱裤等动作，及时引导至厕所解便。

（2）全程陪同至卫生间或床旁排便，帮助整理衣裤、擦拭会阴肛门、便后冲水／倾倒。

3.特殊情况：失智老人对抗如厕照护时，可使用一次性尿垫（按排泄照护方式实施照护）。出现随地大小便情况时及时清理。

4.上门服务：提供如厕相关技巧培训，指导照护者正确评估失智老人如厕情况，掌握如厕的照护方法，有需要可协助完成。

七、剪指（趾）甲／剃须

指针对失智老人实际情况提供的修剪指（趾）甲及剃须的照护。

（一）照护目标

1.指（趾）甲清洁，长短合适，无皮肤抓伤。

2.男性失智老人颜面整洁。

3.剪指（趾）甲／剃须过程中无皮肤损伤。

（二）照护标准

1.准备

（1）掌握失智老人自理能力。

（2）提供指甲剪、电动剃须刀等安全用具。

2.过程

（1）帮助失智老人用温水软化指（趾）甲，便于修剪。

（2）帮助男性失智老人剃须前用温水软化胡须，便于剃除。

3.特殊情况处理：失智老人对抗剪指（趾）甲／剃须时，耐心劝导，待其配合后再完成。

4.上门服务：提供剪指（趾）甲／剃须相关技巧培训，指导照护者正确评估失智老人剪指（趾）甲／剃须自理能力，掌握剪指（趾）甲／剃须的照护方法，有需要可协助完成。

八、整理床单元

指针对失智老人整理床单元情况提供的照护。

（一）照护目标

床单元整洁，无皮肤损伤等意外发生。

（二）照护标准

1.准备：提供清洁、柔软、方便铺拆的床上用品。

2.过程

（1）指导失智老人养成起床整理床单元的习惯。

（2）帮助失智老人起床后整理床单元、清除渣屑。

3.上门服务：提供床单元整理相关培训，指导照护者整理床单元的方法，有需要可协助完成。

九、生活照护技巧说明

（一）失智老人理解力下降，须用简单易懂的词，而不是抽象的字眼告知他／她需完成的行为。比如不要说"时间不早了，该洗漱了"，而应该说"天黑了，该洗脸、洗脚、睡觉啦"。因为"时间"是个抽象的词。

（二）失智老人理解力下降，不要让他／她思考、选择，直接说出要问问题的答案，不然会造成困惑、甚至发怒。比如不要问"你洗不洗澡"，而应该直接说"我扶你去洗澡吧"。洗澡过程中的每一步都用简单的短语来指导，如"来，坐下""现在脱下上衣"等。

（三）失智老人记忆力下降，一次说完需要他／她做的事情的全部步骤，也记不住，要做"任务分解"。把每个步骤都分解开来，依次做出简单明白的指导。比如刷牙，先说"来，先拿好你的牙刷"，待这个动作完成后，再说下一个"把牙膏挤到牙刷头上"，完成后才说"现在开始刷牙吧"。比如穿衣，按照穿着顺序摆好要穿的衣服，每次只递给他一件衣服，并给出明确的指导，如"穿上这件毛衣"，而不是仅仅是简单抽象的"穿上"。

（四）可以为失智老人做示范，如让他／她模仿你的动作来完成刷牙，或者用你的手握住他／她的手，轻轻地拉动牙刷前后左右地刷牙。

（五）观察对失智老人大小便的照料尤为重要。失智老人解便前有无特定的身体语言或表情，以及有无"专用"词汇，一旦出现及时引导他／她解便。如果弄脏、弄湿了衣裤，需要清洗更换，切记不得责备，为了让他／她配合，可以说"有东西掉你身上了，我帮你洗一下"。

第二节　安全方面的照护

安全方面的照护是指为保护失智老人免于意外伤害的照护。照护者／照护机构为保护失智老人安全、免于遭受意外伤害提供的一系列照护措施，包括脱抑制行为、游荡／走失行为、攻击行为、跌倒／坠床、噎食的照护及居住环境安全等六项照护内容。

一、脱抑制行为照护

指针对失智老人的脱抑制行为提供的照护。

脱抑制是指个人行为的内部约束机制被解除的状态，在阿尔茨海默病中期较常出现。其表现为人格改变如固执、偏激、自私、依赖性，对亲人漠不关心，情绪不稳，易激惹，因小事而暴怒，无故打骂家人，进而缺乏羞耻及伦理感，不讲卫生，常常拾捡破烂以为稀世之宝，乱取他人之物据为己有，争吃抢喝恰似孩童。病情严重时，可能会出现本能活动亢进，当众裸体，甚至发生违法行为。

（一）照护目标

1.无因脱抑制行为导致的意外事件发生。

2.维护失智老人的尊严。

（二）照护标准

1.准备：了解失智老人脱抑制行为发生的原因和表现。

2.过程

（1）专人守护，对失智老人不会造成伤害结果的脱抑制行为予以理解和接受，不指责和嘲笑，并对其表现的情绪／情感给予安抚。

（2）出现脱抑制行为征兆时，及时通过转移注意力、轻柔地碰触安抚等方法进行疏导。

（3）对擅自拿取他人物品行为的失智老人，引导或帮助其及时归还或赔偿。

（4）对不适宜收藏行为的失智老人，引导或帮助其定期整理、清除。

（5）对性失控行为的失智老人，应查找这一行为触发的外界因素，尽量从源头加以改善，除转移其注意力外，可引导至独立场所，以便消除行为或有所发泄。

（6）对骂脏话、侮辱和威胁语言的失智老人，要保持冷静，不去计较，倾听其遇到的麻烦，并予以安慰，能尝试引导至一个平静的环境更好。如影响甚至干扰到其他人时，应尽快将其带离现场。

3.特殊情况处理：可能造成伤害的脱抑制行为频发时，建议家属寻求专业医疗帮助。

4.上门服务：提供脱抑制行为相关知识宣教，指导照护者正确评估失智老人脱抑制行为表现及程度，掌握脱抑制行为的应对处理方法，有需要可协助完成。

二、游荡／走失行为照护

指针对游荡／走失行为提供的安全防范照护。

（一）照护目标

安全游荡，缓解失智老人的不良情绪，无意外发生。

（二）照护标准

1.准备

（1）环境安全，设置相应的围护保障结构，有一定活动空间，地面防滑、无障碍物，鞋袜适宜。

（2）对有走失史的失智老人，安置于有门禁的区域，外出时须全程陪同。

（3）留存失智老人的近照或录像，在失智老人身上佩戴身份信息标识，包括个人姓名、监护人姓名及联系方式，或佩戴有GPS卫星定位功能的手机或手表，以便走失时寻找。

2.过程

（1）及时满足生活需求，外出晒太阳、散步、锻炼身体等都是很有益处的。

（2）失智老人喜欢在房间内游走时，可在室内收拾出来一个通道，挪走容易挡住道路或者可能绊倒失智老人的小件物品，让其在室内可以安全走动。

（3）根据失智老人的身体情况和活动偏好，引导其参与喜欢的家务活动、锻炼及兴趣活动，避免其整日无所事事，降低游荡的概率。

（4）定时检查足部情况、鞋子磨损情况。

（5）失智老人游荡行为背后通常有特定的目的或未完成的心愿，要善于洞察，耐心对待，予以"接受"和"肯定"，会给其带来宝贵的安全感，信任照护者能帮助其"实现"目的和愿望。

3.特殊情况处理：失智老人一旦发生走失，积极组织人员寻找。

4.上门服务：提供游荡／走失行为相关知识宣教，指导照护者掌握

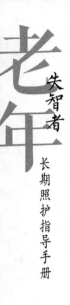
游荡／走失行为的照护，有需要可协助完成。

三、攻击行为照护

指针对失智老人发生／可能发生的最具挑战性和破坏性的行为提供的安全防范照护。攻击行为可以表现在言语上，比如呼喝和辱骂；也可表现为肢体动作，比如拳打脚踢、推搡或使用某种工具击打他人。攻击行为通常被视为一种对照护者、家庭成员以及其他人员和整个环境的威胁。

（一）照护目标

减少攻击行为发生次数，降低攻击行为危害程度，确保安全。

（二）照护标准

1.准备

（1）环境安全，无可用于攻击的物品，舒适，无刺激因素。

（2）了解失智老人攻击行为原因，如有被侵犯感、刺激过多无法负荷等。

（3）了解失智老人有无攻击发生前的征兆（如急躁焦虑的语气、发怒的情绪、讲话音量变大、愤怒的眼神与脸部表情等），努力营造有助舒缓压力的照护环境。

（4）照护者须确认失智老人已了解所要进行的照护活动再实施照护，不可催促以免其产生挫折感而引发攻击。

2.过程

（1）在为失智老人进行较为隐私性的照护活动（如协助如厕、沐浴或穿脱衣物等）及要求其做不愿做的事时，应认真观察其情绪变化，留意有无攻击前征兆。

（2）失智老人情绪很激动，有攻击举动时（如掐人、打人、推搡），以降低危险性、避免伤害为主。照护者须后退一步，离其稍微远点，保持1~2只手臂的距离，并注意维持一个舒适放松的状态，加强沟通，避免造成威胁感而引发攻击。

（3）出现攻击行为先兆时，通过转移注意力等方式及时疏导，避免攻击事件升级。

（4）攻击行为发生时，及时制止，照护者要保持平静，用简单友好的语言温和地安抚，让对方感受到善意，也可及时利用某种轻松的活动来转移失智老人的注意力，如音乐、小食品、按摩或运动均有助于平复失智老人的情绪。

（5）失智老人身处光线较幽暗的区域时，不可突然出现与其说话，否则可能会因受到惊吓而发起攻击。如果失智老人打了两下没有继续追打，说明此次的攻击行为仅仅是受到惊吓后的反应，应及时予以安抚。如失智老人持续追打，说明此次的攻击行为可能是针对个人的攻击，应立即回避，由其他人来处理。

（6）失智老人反复攻击的对象为照护者时，尤其多发生在照护过程中，需要反思是否是自己某些行为触发了攻击，找到原因，从源头加以改善，方能减少今后照护过程中攻击行为的发生。如在穿衣、上厕所、洗澡等照护过程中，与失智老人不可避免地会发生某些私密的接触，若耐心不足、缺乏技巧，只想赶紧完成照护工作，一味地勉强失智老人按照自己的安排行动，就容易引发攻击行为。

3.特殊情况处理：攻击行为无法阻止或造成严重后果时，予以保护性限制，并及时寻求专业人员帮助。

4.上门服务：提供攻击行为相关知识宣教，检查居家环境是否安全，指导照护者定期清理危险物品，掌握失智老人发生攻击行为时的应对技能，有需要可协助完成。

四、居住环境安全照护

指针对失智老人所居住的环境和活动区域安全提供的照护。

（一）照护目标

1.营造舒适、安全，具有支持性的生活环境。

2.防范意外事件发生。

3.降低意外事件发生的伤害程度。

（二）照护标准

1.准备

（1）环境整体布局简单、舒适，减少可能带给失智老人感受和行动上的负荷，比如不要在地面铺设小块地毯。

（2）环境中有明显的导向或提示信息，各种布告栏内的字体要大，图文并茂最好，可在房间门口贴上失智老人的照片或其最为熟悉的某样物品，以帮助其识别自己的房间。

（3）依据失智老人的具体情况布置适宜的居住环境，设置危险区域和安全区域。安全区域为失智老人可活动的区域。充足的光线及照明，地面防滑、避免发光及凹凸不平，无障碍物、无台阶，墙壁拐角、家具无突出尖角，阳台封闭，卫生间、浴室等处安装扶手，居室内无锋利、易碎的生活器具及可造成安全意外的用物。危险区域包括配餐室、浴室、储物间等场所，都应上锁管理。

（4）可利用色彩鲜明的工艺品等物遮挡和掩盖不宜让失智老人接触的物品或区域，如在不能让失智老人进入的门上挂上帘幕或大幅的图片，让其看不到门，从而避免其进入。

2.过程

（1）禁止失智老人单独进入危险区域。

（2）失智老人使用可能造成意外的电器时，需专人守护。

（3）定期检查环境设施、物品有无安全隐患。

3.特殊情况的处理：失智老人发生意外事件时，建议家属寻求专业帮助。

4.上门服务：提供居家环境安全要求宣教，检查居家环境布置是否符合失智老人安全防范需求，指导照护者定期清查、整理环境。

五、跌倒／坠床照护

指针对可能发生跌倒／坠床的失智老人提供的照护。

（一）照护目标

1.防范跌倒／坠床事件发生。

2.降低因跌倒／坠床发生而造成伤害程度。

（二）照护标准

1.准备

（1）活动区域安装扶手，地面防滑，无障碍。

（2）床和座椅的高度适宜、有护栏。

（3）了解失智老人发生跌倒／坠床的风险。

（4）提供长短合适的下装和防滑鞋。

2.过程

（1）重度跌倒风险的失智老人须在有人陪同下活动。

（2）重度坠床风险的失智老人卧床时须上床栏。

（3）使用助行器失智老人，行走期间须全程陪同。

（4）定期检查有无可造成跌倒／坠床的安全隐患。

（5）必要时采取保护性限制。

3.特殊情况处理：失智老人发生跌倒／坠床时，不得随意搬动，联系专业医疗人员现场处理。

4.上门服务：提供跌倒／坠床防范相关知识宣教，检查环境设施能否达到防范跌倒／坠床要求，指导照护者了解失智老人跌倒／坠床的照护方法及发生意外事件后的正确处置方法，有需要可协助完成。

六、噎食照护

指针对可能发生噎食的失智老人提供的照护。

（一）照护目标

1.防范噎食发生。

2.降低因噎食而造成危害程度。

（二）照护标准

1.准备

（1）了解失智老人咀嚼、吞咽情况。

（2）提供无骨、刺，易吞咽食物。

（3）根据失智老人的情况取适宜的进餐体位。

2.过程

（1）全程守护进食，对有噎食史的失智老人重点防范。

（2）指导失智老人进食时细嚼慢咽，进食过程中不说话和看电视。

3.特殊情况处理

（1）一旦发生呛咳，须立即停止进食，待其至少休息半小时后再行尝试，若呛咳厉害，无缓解迹象应立即寻求医疗帮助。

（2）发生噎食时，帮助大力拍背或用手抠出口腔咽喉处堵塞的食块，如已出现面色发绀立即置头低足高或倒立强力拍背或从背后抱住胸腹部向上猛力挤压以排出堵塞的食块，同时寻求专业医疗帮助。

4.上门服务：提供噎食防范相关知识宣教，指导照护者观察失智老人咀嚼、吞咽情况，了解失智老人发生噎食时的正确处置方法，有需要可协助完成。

七、安全照护案例

（一）脱抑制行为照护案例

邱婆婆，77岁，确诊阿尔茨海默病性痴呆6年。常拾捡垃圾桶内脏物堆放于床头柜上、床上、床下，严重影响自身和他人的身体健康。

1.邱婆婆拾捡垃圾桶内脏物行为属于失智失能人员的脱抑制行为中的一种表现，无法用语言来说服矫正。

2.与邱婆婆沟通，了解到她拾捡垃圾桶内脏物是认为那些东西都是好东西，还可以用，扔了浪费，拿来卖钱也好。

3.了解了邱婆婆的想法后，将垃圾桶放入加锁的房间，在原来放垃圾桶处专门为邱婆婆准备一个放有用过纸张、报纸等干净物品的桶，让她捡拾到干净的"垃圾"。

4.与邱婆婆商量，在她许可的情况下每天协助她整理捡拾到的"垃圾"，分类放于她床头柜内，每周帮她"卖"一次废品（"卖"废品钱实为她家人以此形式给的零用钱）。

（二）攻击行为照护案例

甯爷爷，80岁，确诊血管性痴呆10年。因同一房间另一失智失能人员执意关房间窗户，阻止无果后动手打人。

1.甯爷爷暴力攻击行为诱发因素、事件明确，攻击前曾多次高声责骂他人关窗户行为。

2.攻击发生当时，立即严肃告知甯爷爷"不可以打人！"，随后分开发生争执的两人，分别带离现场。

3.带离现场的甯爷爷仍愤愤不平，为他提供一叠纸、一个枕头，引导他以撕纸和击打枕头来发泄不满情绪，后情绪逐渐平复。

4.将另一失智失能人员调至其他房间，使两人不会因开关窗户问题再次发生矛盾。

第三节　非治疗性照护

非治疗性照护是指为延缓失智老人罹患的慢性病病情发展，并尽可能地维持其生理机能和精神健康的照护，其目标不是为了"治愈"。照护者／照护机构为失智老人提供的一系列不以治愈疾病为主要目的的照护措施，其中，包括皮肤、睡眠、活动、用药、保护性限制、精神行为问题等六项照护内容。

一、皮肤照护

指为维护失智老人皮肤的完整性提供的照护。

（一）照护目标

皮肤完整，无皮肤感染、压疮等发生。

（二）照护标准

1.准备

每日查看皮肤状况，重点查看易受压、受潮及皱褶处皮肤，并注意保护失智老人隐私。

2.过程

（1）适时改变体位，避免局部长期受压。

（2）必要时使用气垫床等，防范压疮的发生。

3.特殊情况处理：失智老人皮肤出现潮红、水肿、瘙痒等异常情况，建议家属寻求专业医疗帮助。

4.上门服务：提供皮肤照护知识，指导照护者掌握皮肤照护方法，重点指导压疮的防范措施，有需要可协助完成。

二、睡眠照护

指针对失智老人睡眠情况提供的照护。

（一）照护目标

1.通过从睡眠环境到照护方法的多项改善，让失智老人能够舒适、安全地睡眠。

2.在失智老人夜间醒来时，及时提供照顾和支持，不发生安全意外。

（二）照护标准

1.准备

（1）了解失智老人睡眠型态及安排规律的生活作息。

（2）掌握失智老人睡眠规律，协助失智老人按时就寝。

（3）营造舒适的睡眠环境，保持安静、温度适宜。

2.过程

（1）可利用光照疗法（晒太阳）改善失智老人夜间的睡眠质量。

（2）增加日间的活动，控制日间睡眠。早上安排肢体活动，下午安排静态活动以配合生理周期稳定情绪，并消耗过多的体力，利于夜间睡眠。控制午休时间，1～2小时即可。傍晚可播放轻音乐，适度纾解情绪，避免过多的声音，包括人声、机器声、电视声等，或是太多的访客，减少过度刺激。

（3）每天晚上用同样的方式做同样的事情，以形成自发的睡眠暗示。

（4）确保每个房间的温度适宜，使用一些失智老人喜爱的寝具，睡眠过程中开地灯，增加安全感，方便及时查看。

3.特殊情况处理

（1）失智老人出现睡前或夜间躁动不安难以入睡时，以平和的方式接近他，努力了解其需要，安慰其现在一切都好，并温和地提醒"这是睡觉的时间了"。

（2）黑暗会让夜间醒来的失智老人迷糊又害怕，可以打开床头灯，陪其坐一会儿，在不影响其他人睡觉的情况下与其轻声说话，或者放一段熟悉的轻柔音乐，对缓解情绪有一定帮助。

（3）通过上述手段，失眠问题无法得到改善时，建议寻求专业医疗帮助。

4.上门服务：提供睡眠相关知识宣教，指导照护者正确评估失智老人睡眠规律，掌握睡眠和意外防范的照护方法，有需要可协助完成。

三、活动照护

指针对失智老人日常生活所需活动情况提供的照护。

（一）照护目标

1.维持现有的日常生活所需躯体活动能力。

2.活动过程中无意外发生。

（二）照护标准

1.准备

（1）掌握失智老人日常生活活动能力，选择力所能及的生活活动项目。

（2）活动场所安全，在周围摆放熟悉的照片、物品等，以减少陌生、畏惧感，避免抵触情绪。

2.过程

（1）全程守护，观察活动自理情况。

（2）鼓励失智老人自行完成日常生活活动，如到洗漱间自行洗漱、到餐厅自行进食、到厕所自行如厕，可以为其做示范，必要时协助完成。

3.特殊情况处理：失智老人拒绝活动时，耐心劝导，待其配合后再完成。如活动中发生意外应立即寻求专业医疗帮助。

4.上门服务：讲解保留日常生活活动能力的重要性，提供活动期间的安全教育，指导照护者正确评估失智老人活动能力，掌握照护方法，有需要可协助完成。

四、用药照护

指针对需要使用药物的失智老人提供的照护。

（一）照护目标

1.遵医嘱用药。

2.无因用药造成的意外发生。

（二）照护标准

1.准备

（1）掌握失智老人所用药物名称、剂量、给药途径、时间及不良反应。

（2）用药物品齐备（包括适宜的水温、药品等）。

（3）了解失智老人用药的配合程度，取舒适体位。

2.过程

（1）守护失智老人正确用药。

（2）依据失智老人的情况选择适宜的喂服方式。

（3）观察用药后有无不良反应。

3.特殊情况处理

（1）失智老人拒绝用药时，耐心劝导，待其配合后再完成。

（2）出现严重的不良反应时立即寻求专业医疗帮助。

4.上门服务：提供正确用药相关知识教育，指导照护者保管好药物并掌握用药的照护方法，有需要可协助完成。

五、保护性限制

指针对失智老人已经发生或可能发生危害自身或他人行为时采取的安全保护措施，以使用频率最小、限制部位最少、时间最短为宜。

（一）照护目标

1.保护性限制措施恰当，无相关并发症及安全意外发生。

2.保护性限制期间失智老人的尊严和隐私得到保护。

（二）照护标准

1.准备

（1）场所安全适宜。

（2）保护带符合要求。

（3）在其他方法不能解决的情况方可使用。

（4）依次选择手腕、脚踝及胸肩部进行限制。

2.过程

（1）实施保护性限制时，动作轻柔，松紧适宜，肢体处于功能位。

（2）限制期间，及时满足失智老人保暖、进食、饮水及大小便等生理需求，定时检查受限制部位皮肤、血循环情况，定时松解，帮助活动、按摩受限制肢体。

（3）解除限制后，检查被限制部位的皮肤情况，并帮助活动肢体。

3.特殊情况处理：失智老人对抗保护性限制时，应多人协同完成。

4.上门服务：提供保护性限制相关知识宣教，指导照护者正确使用

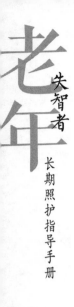

保护带，有需要可协助完成。

六、精神行为问题照护

指针对失智老人出现的精神行为问题，如幻觉、妄想等提供的照护。

（一）照护目标

无因精神行为问题导致的伤害。

（二）照护标准

1.准备

（1）了解失智老人出现精神行为问题的具体表现。如有无凭空与人对话，或对空呼喊已经过世的亲人名字，或指责他人偷了他的钱物，或认为饭菜中有毒、有人害他等表现，是否伴有明显的情绪、行为变化，如哭泣、烦躁不安等。

（2）失智老人通常会发生视幻觉，加强夜间室内照明，可减少视幻觉的发生。

2.过程

（1）观察失智老人出现的幻觉、妄想是否对其情绪和行为有安全性影响。

（2）在安全的前提下，无须处理，持续观察。

（3）幻觉令失智老人不舒服或害怕时，照护者以平静、支持的态度回应，将其带至光线充足的地方，予以陪伴、交谈、游戏、听收音机、看电视等，转移其注意力。

（4）对出现被窃／被害等妄想的失智老人，照护者应了解其需求、认同其感受，不可否认其想法或与其发生争执，可态度积极地陪其一起寻找"失窃"的物品，或先吃几口"被下了毒"的饭菜，以缓解其情绪、解除疑心、平复不满。

3.特殊情况处理：对深信家中有贼、配偶有外遇，或有人要害他、跟踪他而出现行为失控的失智老人，可予以暂时性地保护性限制，以确保安全，之后应尽快寻求专业医疗帮助。

4.上门服务：提供精神行为问题的相关知识宣教，指导照护者正确应对精神行为问题，有需要可协助完成。

七、睡眠照护案例

严爷爷，男，75岁，确诊阿尔茨海默病性痴呆12年。常夜间不睡，在室内四处走动，而日间坐在椅子上打瞌睡。

（一）了解严爷爷睡眠规律，为他安排并陪他参加较丰富的日间活动，如看电视，做一些益智游戏，尽量减少他日间打瞌睡、睡觉时间。

（二）合理安排严爷爷的睡眠作息，可略晚于他人。

（三）每晚在固定的时间让严爷爷上床，睡觉前放点舒缓的音乐，陪他聊聊天。有时严爷爷情绪较激动时，拿出他熟悉的物品、图片，引导他回忆熟悉的人和地方，使他情绪平稳后再入睡。有时严爷爷也会认为有人要偷他东西而不愿睡觉，让他抱住最担心会被偷的东西，并在旁边陪伴、轻轻拍打背部，帮助他安心入睡。有时严爷爷执意要起床称该回家了，陪他在走廊上走一会儿，最后走到他的房间告诉他已经到家了，该睡觉了，使他心情愉悦安然入睡。

（四）通过以上照护措施，严爷爷的睡眠有较好的转变，没有发生

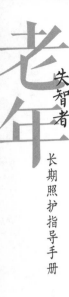

夜间安全问题。

第四节 功能维护

功能维护是指帮助延缓失智老人某系统／器官功能衰退的照护。照护者／照护机构为维持或提高与失智老人基本日常生活密切相关的功能，而提供的一系列照护措施，包括语言功能、定向力功能、运动功能、感知觉功能的维护等四项照护内容。

一、语言功能维护

指针对语言功能需要维持的失智老人提供的照护。

（一）照护目标

1.保持或提高语言能力。

2.理解并掌握日常生活常用语言。

（二）照护标准

1.准备

（1）了解失智老人语言能力。

（2）沟通、交流的环境应尽量安静，不可过于嘈杂。

2.过程

（1）沟通、交流。对失智老人而言，每一次问话都是新经验，主动与失智老人对话交谈，重复问、重复答，促进语言表达。在可视范围内，面带笑容、表情柔和，用较低沉、平稳的语调，以其熟悉的语言、简短的语句、合适的音调与音量进行沟通。沟通时，保持适当距离，避免压迫感。动作应缓慢，适当碰触，以轻柔地握手或触摸手背为宜。一次只发出一个口令，一个口令一个动作。尽量不要勉强或催促，给足够的应答时间。可采用艺术治疗，运用教材及绘画、拼贴、雕塑等与失智老人互动，提供丰富感官刺激及自我表达机会，通过陈述分享其作品，促进语言表达，获得成就感，且在制作的过程，成员间相互协助形成良好人际互动、增进人际关系。

（2）阅读、理解。根据失智老人兴趣安排读书、看报、听广播、看电视。

3.上门服务：提供语言能力维护相关知识培训，指导照护者正确评估失智老人语言能力，掌握保持或延缓失智老人语言能力衰退的方法，有需要可协助完成。

二、定向力功能维护

指针对定向力功能需要维护的失智老人提供的照护。

（一）照护目标

1.保持定向力功能。

2.延缓定向力功能衰退进程。

（二）照护标准

1.人物定向能力维护：引导失智老人辨认亲人及照护者，指导其念出名字。尽量固定照护者，避免因更换照护者而引起老人不安，甚至惶恐。

2.地点定向能力维护：用颜色或图示标识帮助失智老人辨认房间和床位，尽量减少居住环境的变化，保证环境的稳定、规律。如在房间门口、门板上布置失智老人熟悉的物品或照片，让其辨别自己的房间位置，若其认为自己的家不在这里，吵着要回家，可运用转移注意力技巧。

3.时间定向能力维护：提供符合昼夜更迭规律的居住环境，引导失智老人辨识昼夜。利用大而清晰的数字钟表、挂历帮助失智老人认识和记忆时间。采用怀旧疗法或音乐疗法，应用适当的引导物如老物件、老照片、老音乐、老视频等，配合理解、支持、暗示等，帮助回溯过去以刺激大脑，唤醒美好片段，维护其功能。

4.上门指导：提供定向力功能维护相关知识培训，指导照护者正确评估失智老人定向力功能，了解定向力障碍的主要表现和心理特点，掌握照护方法，有需要可协助完成。

三、运动功能维护

指针对运动功能需要维护的失智老人提供的照护。

（一）照护目标

1.保持或提高失智老人运动功能。

2.运动过程中无伤害发生。

（二）照护标准

1.准备

（1）掌握失智老人的运动功能状况，选择适宜的运动方式。

（2）运动场所安全。

2.过程

（1）守护运动。

（2）运动功能较好的失智老人以室外运动为主，鼓励其积极活动全身部位。

（3）运动功能较差的失智老人以室内运动为主，如站立或缓慢移动的协调配合动作。

（4）可应用舞动疗法，以动作的过程作为媒介，运用舞蹈活动过程或即兴动作促进个体身体、心灵、认知和人际等层面的整合，帮助失智老人增强肢体的协调能力，还可提高其认知能力、动力和记忆力。

（5）失智老人拒绝运动时，不可强迫，否则可能增加受伤风险，最适当的做法是创造趣味来引导其参与，如开展娱乐性、趣味性、综合性运动。

3.上门服务：提供运动功能维护相关知识培训，指导照护者正确评估失智老人运动功能状态，掌握运动功能维护方法，有需要可协助完成。

四、感知觉功能维护

指针对感知觉功能需要维护的失智老人提供的照护服务。

（一）照护目标

1.接触外周事物，减缓感知功能衰退进程。

2.接受阳光照射和呼吸新鲜空气，促进新陈代谢，改善睡眠质量。

3.户外活动期间无意外发生。

（二）照护标准

1.准备

（1）了解失智老人现有能力和兴趣，设计个别化户外活动安排，制

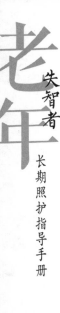

作规律活动表；天气许可的情况下，每天安排至少1次户外活动，每次不少于0.5小时。

（2）选择适宜的户外活动场所。

（3）轮椅性能完好、衣着适宜。

（4）可携带失智老人喜欢的趣味活动用品，如书籍、杂志、图画、麻将、益智玩具等。

（5）可依据失智老人的睡眠情况，调整适宜的户外活动时间。如很晚才能入睡，可在早晨多晒太阳；如经常过早入睡，可在黄昏时多晒太阳，以调节生物钟。

2.过程

（1）全程守护，引导失智老人感受户外环境中的人和物，逐步适应户外环境。

（2）根据失智老人现有能力和兴趣，组织、陪伴失智老人进行健身操、写书法、打麻将、读报、益智拼图等活动。

3.特殊情况处理：失智老人户外活动期间发生意外，须立即寻求医疗帮助。

4.上门服务：讲解换乘轮椅、户外活动必要性，提供相关知识培训，指导照护者正确评估失智老人体能情况，科学、合理帮助失智老人安排户外活动，有需要可协助完成。

五、功能维护照护案例

（一）语言功能维护照护案例

陈爷爷，70岁，5年前因脑梗死后下肢肌力减弱，以轮椅代步，确诊血管性痴呆3年。常忘记前一天经历过的事情，记不住自己和别人刚说的话，懊恼，逐渐不愿与人接触，不主动与人交流，回答别人问话也仅以单个的字词来回应，目前对别人问话偶尔以"嗯""啊"回应。

1.陈爷爷的表现属于失智失能人员的语言理解、表达能力下降，即使通过专业的语言训练，也难以恢复到正常的水平。

2.每日坚持和陈爷爷说与他照护相关的事件，即使在得不到任何回应的情况下仍坚持与他说话，旨在保留和提高他现存的语言能力。

3.在交流过程中语速缓慢、不断重复，耐心引导陈爷爷做出回应，无论回应正确与否，均予以表扬，激励他多表达。

4.过高和尖锐的语调可能会引起陈爷爷思维混乱、精神紧张，甚至抵触，在交流过程中始终保持语调平静。

5.因陈爷爷无法正确用言语表达自己意愿，常将大小便解到身上。反复、仔细、多方观察了解后得知，陈爷爷在解便前曾有面部发红、表情愤怒的表现。了解到这种情况后，反复教导他用语言配合动作来表述自己的解便需求。经过1个月教导，陈爷爷已学会在便前敲打轮椅扶手，同时重复说"啊"或"尿"，甚至偶尔会吐出"解便"一词，来表达自己要解便的意愿。之后便脏衣裤的概率大大降低。

（二）运动功能维护照护案例

徐婆婆，88岁，身体衰弱，确诊混合性痴呆10年。发生跌倒数次后，常卧床休息，不愿下床。

1.为徐婆婆提供低盐低脂饮食，避免她发生肥胖，进一步加重运动功能的衰退。

2.帮助徐婆婆建立"每天必须认认真真活动肢体"的认识。

3.与徐婆婆一起制订能耐受、适宜的运动计划，保证在活动期间会陪伴在她身旁，不会再发生跌倒受伤，取得她配合。

4.指导徐婆婆在下床活动前进行有节律的大口深呼吸，保证后期行走过程中掌握正确的呼吸方法。

5.徐婆婆在下床后，初期从坐轮椅10分钟逐渐增加到30分钟，坐位活动上肢和抬高下肢训练。持续1个月后，在看护下站立5分钟逐渐增加到30分钟，站位活动上肢；又持续1个月后，在搀扶下缓慢移动1米逐渐增加到10米。

6.每次运动后均对徐婆婆予以表扬，以鼓励她坚持。

7.逐步增加运动量至每天总运动时间不少于60分钟。

8.之后，徐婆婆能在搀扶下围绕活动区走至少5圈（大约500米）。

第六章
失智照护者

第一节 失智照护者现状

我国人口基数庞大，失智老人多，服务需求大，但失智照护者少，处于供不应求的不平衡状态。

一、失智照护者的现实问题

（一）家庭照护者的现实问题

我国失智照护方式主要以居家照护为主，照护者排序为子女、配偶、保姆及家政人员。农村主要由子女、配偶照料，城市使用保姆及家政人员为照护者相对较多。家庭照护者的构成还会随着老人年龄的增加而发生明显变化，被照护对象年龄越大，配偶作为主要照护者的比例越小，子女所扮演的角色越重要；男性失智老人更加依赖配偶，女性失智

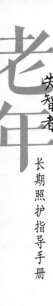

老人更多依靠子女。

家人在照护失智老人方面存在一定的局限性。失智老人需要专人全职照护，配偶作为照护者，因年龄大、身体机能下降、精力缺乏、记忆力下降，照护知识技能差，导致照护质量不好；子女作为照护者在时间与金钱方面受到限制，导致照护能力降低，照护质量不佳。而计划生育国策带来的少子化现象使得原本就不容易的失智居家照护更是雪上加霜。

（二）机构照护者的现实问题

失智老人照护需求量大，但因其疾病的特殊表现，社会大众容易将失智老人与精神病患者混淆，愿意从事失智老人照护的人很少。经过专业培训、取得专业资格证书的照护人员基本没有，即便有愿意从事失智老人照护的，多在接触老人后惧怕其异常精神行为症状已经导致或可能导致的伤害风险而请辞。

目前，我国养老机构的照护从业人员不足百万，每年取得养老护理员职业资格证书的不到2万人，远不能满足社会养老需求。有学者研究证实，我国有超过90%的养老机构都面临着养老服务人员短缺这个难题。而正在从业的养老照护人员，即便是取得养老护理员职业资格证书的人员，他们的文化程度都普遍不高、照护知识储备不够、责任心不强，更何况那些没有经过职业培训取得资格证书的人员，这些因素导致整个社会养老照护群体职业素养低下。

无论家庭照护还是机构照护，数量的短缺、能力的不足、照护知识和专业指导的缺乏导致照护者不具备应对失智老人异常行为的专业知识和技巧，难以兼顾失智老人多层次的照护需求，基本也只能为失智老人提供生活照护，甚至在失智老人的照护过程中还会发生照护者因不理解或排斥失智老人的异常行为，出现歧视、训斥、责骂失智老人的情况，照护质量不尽人意。

尽管失智照护者照护水平参差不齐、照护质量不尽人意，但能承担起失智老人长期照护的这些照护者还是令人敬佩和值得尊重的。

二、失智照护者承受的风险

世界阿尔茨海默病协会发布的《2019年世界阿尔茨海默病报告：对痴呆症的态度》中指出，全球超过50%的失智老人照护者表示，即使他们对自己的角色态度很积极，他们的健康也因承担照护责任而受到了影响。

失智老人的长期照护工作辛苦且漫长，面对行为不当、不可理喻而又无法沟通和配合的失智老人，照护者压力巨大，长期处于睡眠不足、精神紧张的身心疲劳状态。

大量研究和调查证实，承担失智老人照护的人员往往会承受更大的潜在风险，失智照护者比常人更易出现焦虑、抑郁、沮丧、精疲力竭、烦躁易怒、注意力不集中、失眠、视物模糊、肠胃不适、血压升高等身心健康问题，常会感到永无止境的孤单、挫折、无力、委屈与沉痛，也比常人更易罹患失智症等。特别是家庭照护者，遭遇个人时间精力的牺牲、情感如过山车一般起伏，还可能遇到财务危机，也更容易出现问题。

第二节　失智老人照护者的自助

一、健康是第一要素，做一个身心健康的照护者

照护者应在照护失智老人的同时好好照护自己。不管是家人照护者

还是职业照护者，不管是为了亲情还是为了薪资，健康是第一要素，自己健康才能更好地实施照护。

（一）保证足量的健康饮食。饮食是健康的基础，保质保量保身体。

（二）抓住一切机会多锻炼。只有把身体锻炼得倍儿棒，才有足够的体能来完成照护。

（三）抓紧一切时间多休息。只有睡饱了，劳逸结合起来才有足够的精力来完成照护。

（四）身体不舒服要及时就医。只有把自己照护好，才有照护他人的可能。

（五）保持好心情。心情好过一天，心情不好也要过一天，何不阳光思维，调整好自己的心态，好心情地过完每一天，让自己在辛苦的照护过程中不至于崩溃。

（六）保持兴趣爱好。尽可能地将自己的兴趣爱好持续下去，还有可能调动失智老人的好奇心，积极参与进来，兴趣爱好和照护二者兼顾。

（七）正视自己的照护成果。学会梳理和总结照护经验和教训，自我表扬自己做得好的方面，鼓励自己再接再厉，坚信自己能把做得不好的也做好。

（八）适当地让自己喘息。照护工作琐碎、繁重而艰难，定期给自己放个假，让自己有喘息的时间，才能疏解压力，获得新的力量和更好的耐心来继续照护工作。

二、丰富专业知识，做一个有能力的照护者

失智症是一个进行性发展的疾病，随着时间的推移，每个阶段老人的身心都会发生变化，症状表现也会有不同。照护者只有自己掌握了相应的照护技巧才能轻松自如地应对。所以，学习吧！孜孜不倦地从网络、专业书籍及培训中去汲取自己需要的知识和技能，努力让自己成为一个有能力自如应对的照护者。

三、利用一切资源，做一个有"后盾"的照护者

照护者要能够正确分析自己的优势和劣势，寻求一切可及的资源来支持和帮助自己，这样才能有效减轻自己的照护压力，让自己"轻装上阵"。如家人照护者，可以向其他家人倾诉以获得心理支持、疏解心理压力或由家人轮流照护以缓解照护带来的身心疲惫，也可以选择自己需要、适合自己家庭和所需照护老人的服务，还可以向专业机构有经验的医务人员、照护员咨询和求教。机构照护员更是可能咨询到专业医护人员，给予专业及心理方面的支持，还可以定期向机构请假，让自己及时放松一下紧绷的身心。

第三节　失智照护者可获得的帮助

一、高科技的支持

随着科技的进步、辅具的应用，尤其带有传感器技术的智能辅具越来越多的应用，有效地降低了照护难度，帮助照护者解决了部分照护难

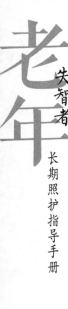

题。如可升降的电动床降低了照护强度；带密码锁或感应器的门、带GPS定位的手表及带个人信息的手环等，可有效防止有游荡行为失智老人的走失。

二、专业技能的支持

为确保失智老人能得到悉心照护，对照护者进行持续的职业培训是保证照护质量的最基本、有效的措施之一。通过培训，强化照护者的职业责任感，帮助照护者掌握失智老人照护的基本理论知识和操作技能，提升失智照护能力。

（一）培训可采取分级培训的方式对失智老人照护者进行培训指导。

1.一级培训：可以由在二级甲等以上医疗机构工作，具有3年以上失智老人照护经验的专业医护人员对提供失智老人长期照护的养老照护机构的照护管理者及骨干进行培训。

2.二级培训：可以由通过一级培训的长期养老照护机构的照护管理者及骨干对本机构内照护失智老人的照护者进行培训。

3.三级培训：可以由通过二级培训的失智老人照护者为失智老人上门服务时，对家属进行的实际指导。

（二）培训目标

1.了解失智的定义、种类及表现。

2.熟悉失智老人智力及躯体状态评估。

3.掌握失智老人照护的基本知识及技能，包括生活照护、非治疗性照护、安全照护及基本功能维护。

4.明确照护职能，培养职业责任感，提高责任心。

（三）培训对象

1.提供失智老人长期照护的养老照护机构的相关照护人员。

2.失智老人家属。

（四）培训师资要求

1.一级培训师资：应是在二级甲等以上医疗机构工作，具有3年以上失智老人照护经验的专业医护人员。

2.二级培训师资：应是通过一级培训的失智老人照护管理者及骨干。

3.三级培训师资：应是通过二级培训的失智老人照护者。

（五）培训形式

可以根据需求及实际情况，采取理论与实践相结合的方式，通过集中培训和／或分散培训的形式进行。

（六）培训内容及建议（见表3）

表3　培训内容及建议

培训项目	培训内容	培训建议
职业道德	1.职业道德基本知识	持续教育内容,重在日常照护质量的考评
	2.照护员职业守则	
失智基本理论	1.失智的定义	重点:失智老人智力、躯体状态评估 难点:智力状态评估 建议:结合实例讲解,运用启发式和讨论式教学
	2.失智的种类及表现	
	3.失智老人的智力评估	
	4.失智老人的躯体状态评估	

培训项目	培训内容	培训建议
失智生活照护	1.进食／水照护 2.排泄照护 3.更衣照护 4.全身清洁 5.身体局部清洁 6.如厕照护 7.剪指(趾)甲／剃须 8.整理床单元	重点:失智老人生活照护中的基本知识和技能 难点:失智老人生活照护中的特殊困难及意外情况的处理 建议:先由教师进行理论讲解,并进行示范性操作,培训对象分组练习,互相评议。通过案例分析、小组讨论进行教学
失智安全照护	1.脱抑制行为照护 2.游荡／走失行为照护 3.攻击行为照护 4.居住环境安全照护 5.跌倒／坠床照护 6.噎食照护	重点:失智老人安全照护中的基本知识和技能 难点:脱抑制行为、游荡／走失行为、攻击行为的照护技巧,以及跌倒／坠床、噎食等意外情况的处理 建议:使用案例分析、启发式教育和小组讨论的形式进行教学。课程中通过多媒体等电子教学资源进行生动形象的演示。通过角色扮演,促进培训对象对重／难点的理解和相关技能的掌握
失智非治疗性照护	1.皮肤照护 2.睡眠照护 3.活动照护 4.用药照护 5.保护性限制 6.精神行为问题照护	重点:失智老人非治疗性照护中的基本知识和技能 难点:失智老人非治疗性照护中的特殊困难及意外情况的处理 建议:先由教师进行理论讲解,并进行示范性操作,培训对象分组练习,互相评议。通过案例分析、小组讨论进行教学。可使用相应培训教具辅助讲解和练习

续表

培训项目	培训内容	培训建议
失智功能维护	1.语言功能维护 2.定向力功能维护 3.运动功能维护 4.感知觉功能维护	重点:失智老人功能维护中的基本知识和技能 难点:功能维护中的特殊困难 建议:先由教师进行理论讲解,并进行示范性操作,培训对象角色扮演,分组练习,互相评议。使用教具进行辅助讲解和练习

三、情感方面的支持

失智照护是一个相当长的过程,不但耗费体力,还耗费心力,会导致照护者出现一系列的情绪问题。无论照护对象是自己的亲人还是购买服务的对象,都不允许照护者以暴发的方式来表达,但压抑会加重情绪问题,导致身心不健康。这就需要有给自己鼓励、打气的人,需要有可以倾吐心中压抑、不快的人。

(一)家庭成员和朋友能给予家庭照护者一定的情感支持。家庭照护者可以向家庭成员或朋友倾诉,但不可一味抱怨,否则不但得不到支持,还可能导致反感、疏远和躲避。

(二)机构专业医护人员能帮助照护者疏导不良情感。特别是专业的精神卫生医疗机构可以为照护者提供心理疏导,有专业的心理咨询治疗师给照护者的坏情绪一个出口,引导照护者倾听、接纳自己的情绪。照护机构也应当重视职业照护者的心理情绪问题,可定期安排专业人员对照护者进行不良情绪疏导。

(三)照护者同伴支持也很重要。照护机构内的失智照护者相互之间可以进行照护经历交流、互学照护经验，以及倾吐心声，倒出心中的垃圾，宣泄出负面情绪。这种方式有点类似团体支持活动，照护机构可以定期安排，予以支持、鼓励和引导。

要做好失智老人的养老照护，对照护者各方面的支持和帮助是必不可少的保障条件。当然，这也离不开国家的支持，可以从国家层面大力倡导失智老人专职的养老护理员职业资格的培训和证书的获取。地方政府可以授权有相应技术力量的专门机构进行相关职业技能的培训，并支持和鼓励有意向、有相应照护技能的人获取职业资格证书。

第七章
失智长期照护质量控评标准

目前，机构养老照护因其对家庭长期照护起到了一定的辅助支撑作用而逐渐兴起。

但是，社会中缺乏专业的评估、评价监管机构和人员对失智老人长期照护机构的照护质量做出制度、标准的评定和监督，机构照护服务质量难以保障。

早在2012年，国家已经将积极应对人口老龄化作为一项长期战略任务，国务院印发了《关于加快发展养老服务业的若干意见》（国发〔2013〕35号），各地政府也相应出台了加快发展养老服务业相关的地方性实施意见，从政府层面大力倡导养老服务业的发展和服务能力的提升。

2016年，长期护理保险制度试点在全国范围内正式启动，包括上海、广州、青岛、成都等15个城市被纳入了首批试点。各地用1～2年的时间，探索为长期失能人员基本生活照料和医疗护理提供保障的社会保险制度。成都市提出培育和发展成都市老年人照护市场的供给侧改革

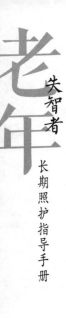

思路，在2017年推广应用了长期照护保险制度试点工作，取得了良好的社会效益，并于2018年底推出了失智导致的重度失能人员的长期照护保险。

成都市第四人民医院作为每年收治上万余名神经认知障碍患者，在神经认知障碍患者的诊疗、护理、照护等方面有较丰富经验的三级甲等精神病专科医疗机构，帮助成都市研究并制定了评估及服务项目等一系列失能（失智）长期照护保险标准，现为失智照护机构建设及失智照护服务质量的控评提出一些合理化建议。

第一节　失智长期照护服务机构设置建议

一、失智长期照护服务机构基本要求

（一）新修改的《中华人民共和国老年人权益保障法》（民函〔2019〕1号），以及《养老机构管理办法》（2020年9月1日民政部令第66号公布）提出，"不再实施养老机构设立许可""养老机构登记后即可开展服务活动，并应当向民政部门备案，真实、准确、完整地提供备案信息，填写备案书和承诺书"。能够从事长期照护服务的医院、护理院、社区服务中心、乡镇卫生院等各类医疗机构、养老机构，以及能够提供居家照护服务的其他服务机构，均可成为失智长期照护服务机构。

（二）失智长期照护服务机构应有独立的失智长期照护管理部门。

（三）失智长期照护服务机构应为所有入住的失智老人建立和妥善保管方便查阅的档案资料。

二、长期照护服务机构失智照护专区设置要求

（一）应按照合理布局、择优选择、方便服务、便于管理的原则设置失智照护专区，保证照护服务质量。

（二）失智照护专区应设置在标志醒目、安静、安全、舒适的一楼或配有升降电梯的楼层，并配置独立、安全的室外活动区域。

1.失智照护专区的制度建设

应严格按照地方政府的有关规定建立健全与失智长期照护管理相适应的、完善的如财务管理、照护员管理、信息系统管理、实名制管理、政策宣传与培训等方面的内部服务管理制度，并应公示。

2.失智照护专区人员配置

（1）应至少配置专职管理人员1名。

（2）应至少配置注册医生及注册护士各1名，或有协议医疗机构提供及时的医疗护理服务。

（3）配置的照护者应经过失智照护技能培训，且与照护服务机构签订有劳动用工合同。1名照护者照护失智老人的数量不应超过4人。

第二节 失智长期照护服务机构评审建议

《养老机构管理办法》提出"民政部门应当每年对养老机构服务安全和质量进行不少于一次的现场检查"，以确保当地养老服务行业具备为失智老人提供养老照护的基本条件。

一、失智长期照护服务机构评审标准（见表4）

表4 失智长期照护服务机构评审标准

评审项目		评审细则
制度建设	健全服务管理及内部管理制度	严格按照有关规定,建立健全与失智长期照护管理相适应的、完善的如财务管理、照护员管理、信息系统管理、实名制管理、政策宣传与培训等方面的内部服务管理制度。少1个制度扣1分,直至扣完
	制度知晓	1.制度须公示,公示的形式多样。 2.失智老人监护人知晓相关制度
基础配置	医疗保障	1.注册医生1名及以上(有协议医疗机构提供医疗服务,得2分) 2.有注册护士1名及以上(有协议医疗机构提供护理服务,得2分)
	照护保障	1.照护者与失能(失智)人员不得低于1：4的配置。 2.专区内经失能(失智)相关培训的照护者达到100%得5分,达到80%、不足100%得3分,达到60%、不足80%得1分,不足60%不得分
专区设置	设置原则	安全、安静、舒适、标志醒目
	位置	设置在一楼或配有升降电梯的楼层
	居室	1.安静、通风良好。2.光照充足且均匀,有夜间照明设施。3.导向性标志明显易辨。4.地面平整、防滑、防眩光,无高差,无障碍物。5.方便使用手杖、助行器或轮椅等。6.居室多人间应有隐私保护设施。7.室内床高度不高于0.5米。8.床头可以摇起,须有床栏。9.床间距不少于0.8米。10.家具精简、位置固定。11.外凸锐角安装防撞护角或改为圆钝角
	卫生间	1.独立卫生间。2.标志明确,入口宽阔。3.地面平整、防滑、下水良好。4.卫生间内协助照护空间充足。5.门内侧无门锁或门闩。6.坐便器侧面安装稳固扶手。7.安装带有控制阀(控制水量及水温)的淋浴装置。8.有固定防滑垫。9.卫生间内设有紧急呼叫按钮

评审项目		评审细则
专区设置	餐厅	1.餐厅安静,光照充足均匀,空间适宜。2.内设洗手装置。3.餐桌/椅稳定、结实。4.配备便于持握、不易打碎的餐具
	通道	1.地面平整、防滑。2.防眩光、无高差。3.宽度不应小于1.5米。4.两侧墙面安装稳固的连续扶手。5.转角处设置醒目标志物
	室内活动区域	1.活动区域布局安全、合理。2.区域内有照护员工作站。3.可满足形式多样的室内活动需要
	室外活动区域	1.独立、安全的活动空间。2有遮阳避雨设施。3.桌椅安全稳固
机构建设	设立独立的失智长期照护管理部门	有独立的失智长期照护管理部门
	配置专职失智管理人员	有专职失智管理人员
	照护员规范管理	1.专区服务的照护员均须是与照护服务机构签订了劳动用工合同。1例未签扣1分,直至扣完。 2.机构须每月对专区服务的照护员进行失智老人照护技能及相关管理要求培训和考核,合格的人员≥50%,得3分;≥80%,得5分(查相关记录并抽问照护员相关制度和技能的掌握程度,掌握未达到60%1例扣1分,直至扣完)
档案管理	档案建立和存放	按照档案管理要求进行管理,有纸质档案存放专区
	档案查阅方便	严格执行档案管理制度,档案资料完备,能根据工作要求及时调阅

二、失智长期照护服务机构评审要求

（一）每次评审的人员不得少于2人。

（二）可根据当地的实际情况赋予不同项目相应分值。

（三）可根据当地的实际情况设定一定比例的核心指标。

（四）建议在总分达到及超过一定分值的基础上，核心指标也应达到及超过一定分值才可通过评审，任一条未达到均不算合格。

第三节　失智长期照护服务质量控评建议

对能够提供失智长期照护服务的各类服务机构应有专门的行政主管部门定期对其进行照护质量的检查和指导，以确保当地养老服务事业的可持续、高质量发展。

一、失智长期照护服务质量评价标准（见表5）

表5　失智长期照护服务质量评价标准

评价内容	评分细则
专区布局合理，设施设备简单、适用、安全，环境清洁、舒适，标识醒目，张贴规范，无危险物品	1项不符要求／1处安全隐患／1件危险物品扣1分，其他情况酌情扣分，直至扣完
消防通道畅通，便于安全转移	不符要求不得分
通道、活动室／区域、洗漱间处扶手等安全设施性能良好	不符要求不得分
每个房间有单独厕所，有一定活动通道	不符要求不得分
人员配备符合要求	不符要求不得分

评价内容	评分细则
床单元整洁、无渣屑	床单元脏不得分,欠整洁扣1分
失智老人体位安全、舒适,保持功能位	不符要求不得分
失智老人日进食饮水量满足生理需求,体重无明显减轻	1项不符扣1分;体重减轻5kg／月不得分
失智老人颜面、头发、口腔、手、足清洁,指(趾)甲长短合适	1例不符要求扣1分,直至扣完
失智老人身体清洁、无异味,着装整洁、符合季节要求	1例不符要求扣1分,直至扣完
失智老人大小便处理及时,会阴、肛门清洁,无粪便污渍、无异味,无失禁性皮炎	1例有污渍、异味扣1分,直至扣完;有失禁性皮炎不得分
失智老人皮肤完整,无感染、压疮发生	1例有感染扣1分;发生压疮不得分
失智老人睡眠规律,满足生理需要,对他人无影响	睡眠时段发生意外事件不得分
失智老人能完成至少一项日常生活活动,有一定自理能力	根据实际情况酌情扣分
失智老人无随地大小便情形发生	有不得分
失智老人用药遵从医嘱要求	1例错误用药扣1分;漏用药不得分
失智老人未因幻觉、妄想等精神行为问题出现安全意外	发生不得分
失智老人脱抑制行为未造成伤害	有伤害不得分
失智老人安全游荡,无走失发生	有走失不得分
及时阻止失智老人的攻击行为,攻击行为未造成需要医疗处置的伤害	有伤害不得分

◇ 第七章 失智长期照护质量控评标准

评价内容	评分细则
有效防范失智老人跌倒／坠床发生,发生跌倒／坠床未造成需要医疗处置的伤害	1例跌倒／坠床扣1分,直至扣完;有伤害不得分
有效防范失智老人噎食发生,发生噎食未造成死亡	1例噎食扣1分,直至扣完;有死亡不得分
开展团体活动,引导失智老人进行语言表达、识别时间、地点、人物及全身运动、户外晒太阳、接触外界事物等功能维护	参与人数不足酌情扣分;未开展不得分
保护性限制使用少,有使用的限制部位少、时间短,无并发症发生	1项不符要求扣1分,直至扣完;发生并发症不得分
不因意外伤害造成失智老人住院治疗	有不得分

二、失智长期照护服务质量评定要求

可根据评分结果给出评定意见，如"90～100分为优秀""75～89分为合格""60～74分为基本合格""＜60分为不合格"。

第四节 失智长期照护控评机构建议

一、控评机构的建议

地方人力资源和社会保障局及地方医疗保障局均可承担失智长期照护机构及其质量的控评工作，建议由地方人力资源和社会保障局负责失智长期照护服务的主要管理工作。

二、地方主管部门控评频次的建议

1.建议地方主管部门每年至少对提供失智长期照护的服务机构进行评审一次。对评审未通过的，可限期三个月或半年整改，后再复评。如仍未通过，直接在收费方面予以限制或取缔其对失智老人进行长期照护的资格。

2.建议地方主管部门每季度至少对失智长期照护服务机构或长期照护服务机构失智专区做质量评价一次。对评定为"基本合格"的失智长期照护服务机构予以警告；对评定为"不合格"的失智长期照护服务机构限期整改。对连续三次不合格的失智长期照护服务机构，取缔其对失智老人进行长期照护的资格。

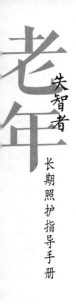

附录
相关法律

中华人民共和国老年人权益保障法

1996 年 8 月 29 日第八届全国人民代表大会常务委员会第二十一次会议通过。

2009 年 8 月 27 日第十一届全国人民代表大会常务委员会第十次会议《关于修改部分法律的决定》修正。

2012 年 12 月 28 日第十一届全国人民代表大会常务委员会第三十次会议修订，自 2013 年 7 月 1 日实施。

2015 年 4 月 24 日第十二届全国人民代表大会常务委员会第十四次会议通过《全国人民代表大会常务委员会关于修改〈中华人民共和国电力法〉等六部法律的决定》第二次修正。

2018 年 12 月 29 日第十三届全国人民代表大会常务委员会第七次会议通过《全国人民代表大会常务委员会关于修改〈中华人民共和国劳动

法〉等七部法律的决定》第三次修正。

第一章　总　则

第一条　为了保障老年人合法权益，发展老龄事业，弘扬中华民族敬老、养老、助老的美德，根据宪法，制定本法。

第二条　本法所称老年人是指六十周岁以上的公民。

第三条　国家保障老年人依法享有的权益。

老年人有从国家和社会获得物质帮助的权利，有享受社会服务和社会优待的权利，有参与社会发展和共享发展成果的权利。

禁止歧视、侮辱、虐待或者遗弃老年人。

第四条　积极应对人口老龄化是国家的一项长期战略任务。

国家和社会应当采取措施，健全保障老年人权益的各项制度，逐步改善保障老年人生活、健康、安全以及参与社会发展的条件，实现老有所养、老有所医、老有所为、老有所学、老有所乐。

第五条　国家建立多层次的社会保障体系，逐步提高对老年人的保障水平。

国家建立和完善以居家为基础、社区为依托、机构为支撑的社会养老服务体系。

倡导全社会优待老年人。

第六条　各级人民政府应当将老龄事业纳入国民经济和社会发展规划，将老龄事业经费列入财政预算，建立稳定的经费保障机制，并鼓励社会各方面投入，使老龄事业与经济、社会协调发展。

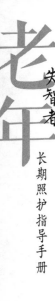

国务院制定国家老龄事业发展规划。县级以上地方人民政府根据国家老龄事业发展规划，制定本行政区域的老龄事业发展规划和年度计划。

县级以上人民政府负责老龄工作的机构，负责组织、协调、指导、督促有关部门做好老年人权益保障工作。

第七条 保障老年人合法权益是全社会的共同责任。

国家机关、社会团体、企业事业单位和其他组织应当按照各自职责，做好老年人权益保障工作。

基层群众性自治组织和依法设立的老年人组织应当反映老年人的要求，维护老年人合法权益，为老年人服务。

提倡、鼓励义务为老年人服务。

第八条 国家进行人口老龄化国情教育，增强全社会积极应对人口老龄化意识。

全社会应当广泛开展敬老、养老、助老宣传教育活动，树立尊重、关心、帮助老年人的社会风尚。

青少年组织、学校和幼儿园应当对青少年和儿童进行敬老、养老、助老的道德教育和维护老年人合法权益的法制教育。

广播、电影、电视、报刊、网络等应当反映老年人的生活，开展维护老年人合法权益的宣传，为老年人服务。

第九条 国家支持老龄科学研究，建立老年人状况统计调查和发布制度。

第十条 各级人民政府和有关部门对维护老年人合法权益和敬老、养老、助老成绩显著的组织、家庭或者个人，对参与社会发展做出突出贡献的老年人，按照国家有关规定给予表彰或者奖励。

第十一条 老年人应当遵纪守法，履行法律规定的义务。

第十二条 每年农历九月初九为老年节。

第二章 家庭赡养与扶养

第十三条 老年人养老以居家为基础，家庭成员应当尊重、关心和照料老年人。

第十四条 赡养人应当履行对老年人经济上供养、生活上照料和精神上慰藉的义务，照顾老年人的特殊需要。

赡养人是指老年人的子女以及其他依法负有赡养义务的人。

赡养人的配偶应当协助赡养人履行赡养义务。

第十五条 赡养人应当使患病的老年人及时得到治疗和护理；对经济困难的老年人，应当提供医疗费用。

对生活不能自理的老年人，赡养人应当承担照料责任；不能亲自照料的，可以按照老年人的意愿委托他人或者养老机构等照料。

第十六条 赡养人应当妥善安排老年人的住房，不得强迫老年人居住或者迁居条件低劣的房屋。

老年人自有的或者承租的住房，子女或者其他亲属不得侵占，不得擅自改变产权关系或者租赁关系。

老年人自有的住房，赡养人有维修的义务。

第十七条 赡养人有义务耕种或者委托他人耕种老年人承包的田地，照管或者委托他人照管老年人的林木和牲畜等，收益归老年人

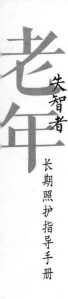

所有。

第十八条 家庭成员应当关心老年人的精神需求，不得忽视、冷落老年人。

与老年人分开居住的家庭成员，应当经常看望或者问候老年人。

用人单位应当按照国家有关规定保障赡养人探亲休假的权利。

第十九条 赡养人不得以放弃继承权或者其他理由，拒绝履行赡养义务。

赡养人不履行赡养义务，老年人有要求赡养人付给赡养费等权利。

赡养人不得要求老年人承担力不能及的劳动。

第二十条 经老年人同意，赡养人之间可以就履行赡养义务签订协议。赡养协议的内容不得违反法律的规定和老年人的意愿。

基层群众性自治组织、老年人组织或者赡养人所在单位监督协议的履行。

第二十一条 老年人的婚姻自由受法律保护。子女或者其他亲属不得干涉老年人离婚、再婚及婚后的生活。

赡养人的赡养义务不因老年人的婚姻关系变化而消除。

第二十二条 老年人对个人的财产，依法享有占有、使用、收益和处分的权利，子女或者其他亲属不得干涉，不得以窃取、骗取、强行索取等方式侵犯老年人的财产权益。

老年人有依法继承父母、配偶、子女或者其他亲属遗产的权利，有接受赠与的权利。子女或者其他亲属不得侵占、抢夺、转移、隐匿或者损毁应当由老年人继承或者接受赠与的财产。

老年人以遗嘱处分财产，应当依法为老年配偶保留必要的份额。

第二十三条 老年人与配偶有相互扶养的义务。

由兄、姐扶养的弟、妹成年后，有负担能力的，对年老无赡养人的兄、姐有扶养的义务。

第二十四条 赡养人、扶养人不履行赡养、扶养义务的，基层群众性自治组织、老年人组织或者赡养人、扶养人所在单位应当督促其履行。

第二十五条 禁止对老年人实施家庭暴力。

第二十六条 具备完全民事行为能力的老年人，可以在近亲属或者其他与自己关系密切、愿意承担监护责任的个人、组织中协商确定自己的监护人。监护人在老年人丧失或者部分丧失民事行为能力时，依法承担监护责任。

老年人未事先确定监护人的，其丧失或者部分丧失民事行为能力时，依照有关法律的规定确定监护人。

第二十七条 国家建立健全家庭养老支持政策，鼓励家庭成员与老年人共同生活或者就近居住，为老年人随配偶或者赡养人迁徙提供条件，为家庭成员照料老年人提供帮助。

第三章 社 会 保 障

第二十八条 国家通过基本养老保险制度，保障老年人的基本生活。

第二十九条 国家通过基本医疗保险制度，保障老年人的基本医疗需要。享受最低生活保障的老年人和符合条件的低收入家庭中的老年人

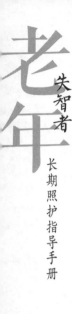

参加新型农村合作医疗和城镇居民基本医疗保险所需个人缴费部分，由政府给予补贴。

有关部门制定医疗保险办法，应当对老年人给予照顾。

第三十条 国家逐步开展长期护理保障工作，保障老年人的护理需求。

对生活长期不能自理、经济困难的老年人，地方各级人民政府应当根据其失能程度等情况给予护理补贴。

第三十一条 国家对经济困难的老年人给予基本生活、医疗、居住或者其他救助。

老年人无劳动能力、无生活来源、无赡养人和扶养人，或者其赡养人和扶养人确无赡养能力或者扶养能力的，由地方各级人民政府依照有关规定给予供养或者救助。

对流浪乞讨、遭受遗弃等生活无着的老年人，由地方各级人民政府依照有关规定给予救助。

第三十二条 地方各级人民政府在实施廉租住房、公共租赁住房等住房保障制度或者进行危旧房屋改造时，应当优先照顾符合条件的老年人。

第三十三条 国家建立和完善老年人福利制度，根据经济社会发展水平和老年人的实际需要，增加老年人的社会福利。

国家鼓励地方建立八十周岁以上低收入老年人高龄津贴制度。

国家建立和完善计划生育家庭老年人扶助制度。

农村可以将未承包的集体所有的部分土地、山林、水面、滩涂等作为养老基地，收益供老年人养老。

第三十四条 老年人依法享有的养老金、医疗待遇和其他待遇应当得到保障，有关机构必须按时足额支付，不得克扣、拖欠或者挪用。

国家根据经济发展以及职工平均工资增长、物价上涨等情况，适时提高养老保障水平。

第三十五条 国家鼓励慈善组织以及其他组织和个人为老年人提供物质帮助。

第三十六条 老年人可以与集体经济组织、基层群众性自治组织、养老机构等组织或者个人签订遗赠扶养协议或者其他扶助协议。

负有扶养义务的组织或者个人按照遗赠扶养协议，承担该老年人生养死葬的义务，享有受遗赠的权利。

第四章　社会服务

第三十七条 地方各级人民政府和有关部门应当采取措施，发展城乡社区养老服务，鼓励、扶持专业服务机构及其他组织和个人，为居家的老年人提供生活照料、紧急救援、医疗护理、精神慰藉、心理咨询等多种形式的服务。

对经济困难的老年人，地方各级人民政府应当逐步给予养老服务补贴。

第三十八条 地方各级人民政府和有关部门、基层群众性自治组织，应当将养老服务设施纳入城乡社区配套设施建设规划，建立适应老年人需要的生活服务、文化体育活动、日间照料、疾病护理与康复等服务设施和网点，就近为老年人提供服务。

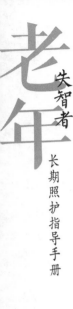

发扬邻里互助的传统，提倡邻里间关心、帮助有困难的老年人。

鼓励慈善组织、志愿者为老年人服务。倡导老年人互助服务。

第三十九条 各级人民政府应当根据经济发展水平和老年人服务需求，逐步增加对养老服务的投入。

各级人民政府和有关部门在财政、税费、土地、融资等方面采取措施，鼓励、扶持企业事业单位、社会组织或者个人兴办、运营养老、老年人日间照料、老年文化体育活动等设施。

第四十条 地方各级人民政府和有关部门应当按照老年人口比例及分布情况，将养老服务设施建设纳入城乡规划和土地利用总体规划，统筹安排养老服务设施建设用地及所需物资。

公益性养老服务设施用地，可以依法使用国有划拨土地或者农民集体所有的土地。

养老服务设施用地，非经法定程序不得改变用途。

第四十一条 政府投资兴办的养老机构，应当优先保障经济困难的孤寡、失能、高龄等老年人的服务需求。

第四十二条 国务院有关部门制定养老服务设施建设、养老服务质量和养老服务职业等标准，建立健全养老机构分类管理和养老服务评估制度。

各级人民政府应当规范养老服务收费项目和标准，加强监督和管理。

第四十三条 设立公益性养老机构，应当依法办理相应的登记。

设立经营性养老机构，应当在市场监督管理部门办理登记。

养老机构登记后即可开展服务活动，并向县级以上人民政府民政部门备案。

第四十四条　地方各级人民政府加强对本行政区域养老机构管理工作的领导，建立养老机构综合监管制度。

县级以上人民政府民政部门负责养老机构的指导、监督和管理，其他有关部门依照职责分工对养老机构实施监督。

第四十五条　县级以上人民政府民政部门依法履行监督检查职责，可以采取以下措施：

（一）向养老机构和个人了解情况；

（二）进入涉嫌违法的养老机构进行现场检查；

（三）查阅或者复制有关合同、票据、账簿及其他有关资料；

（四）发现养老机构存在可能危及人身健康和生命财产安全风险的，责令限期改正，逾期不改正的，责令停业整顿。

县级以上人民政府民政部门调查养老机构涉嫌违法的行为，应当遵守《中华人民共和国行政强制法》和其他有关法律、行政法规的规定。

第四十六条　养老机构变更或者终止的，应当妥善安置收住的老年人，并依照规定到有关部门办理手续。有关部门应当为养老机构妥善安置老年人提供帮助。

第四十七条　国家建立健全养老服务人才培养、使用、评价和激励制度，依法规范用工，促进从业人员劳动报酬合理增长，发展专职、兼职和志愿者相结合的养老服务队伍。

国家鼓励高等学校、中等职业学校和职业培训机构设置相关专业或者培训项目，培养养老服务专业人才。

第四十八条　养老机构应当与接受服务的老年人或者其代理人签订

服务协议，明确双方的权利、义务。

养老机构及其工作人员不得以任何方式侵害老年人的权益。

第四十九条 国家鼓励养老机构投保责任保险，鼓励保险公司承保责任保险。

第五十条 各级人民政府和有关部门应当将老年医疗卫生服务纳入城乡医疗卫生服务规划，将老年人健康管理和常见病预防等纳入国家基本公共卫生服务项目。鼓励为老年人提供保健、护理、临终关怀等服务。

国家鼓励医疗机构开设针对老年病的专科或者门诊。

医疗卫生机构应当开展老年人的健康服务和疾病防治工作。

第五十一条 国家采取措施，加强老年医学的研究和人才培养，提高老年病的预防、治疗、科研水平，促进老年病的早期发现、诊断和治疗。

国家和社会采取措施，开展各种形式的健康教育，普及老年保健知识，增强老年人自我保健意识。

第五十二条 国家采取措施，发展老龄产业，将老龄产业列入国家扶持行业目录。扶持和引导企业开发、生产、经营适应老年人需要的用品和提供相关的服务。

第五章　社会优待

第五十三条 县级以上人民政府及其有关部门根据经济社会发展情况和老年人的特殊需要，制定优待老年人的办法，逐步提高优待水平。

对常住在本行政区域内的外埠老年人给予同等优待。

第五十四条 各级人民政府和有关部门应当为老年人及时、便利地领取养老金、结算医疗费和享受其他物质帮助提供条件。

第五十五条 各级人民政府和有关部门办理房屋权属关系变更、户口迁移等涉及老年人权益的重大事项时，应当就办理事项是否为老年人的真实意思表示进行询问，并依法优先办理。

第五十六条 老年人因其合法权益受侵害提起诉讼交纳诉讼费确有困难的，可以缓交、减交或者免交；需要获得律师帮助，但无力支付律师费用的，可以获得法律援助。

鼓励律师事务所、公证处、基层法律服务所和其他法律服务机构为经济困难的老年人提供免费或者优惠服务。

第五十七条 医疗机构应当为老年人就医提供方便，对老年人就医予以优先。有条件的地方，可以为老年人设立家庭病床，开展巡回医疗、护理、康复、免费体检等服务。

提倡为老年人义诊。

第五十八条 提倡与老年人日常生活密切相关的服务行业为老年人提供优先、优惠服务。

城市公共交通、公路、铁路、水路和航空客运，应当为老年人提供优待和照顾。

第五十九条 博物馆、美术馆、科技馆、纪念馆、公共图书馆、文化馆、影剧院、体育场馆、公园、旅游景点等场所，应当对老年人免费或者优惠开放。

第六十条 农村老年人不承担兴办公益事业的筹劳义务。

第六章　宜居环境

第六十一条　国家采取措施，推进宜居环境建设，为老年人提供安全、便利和舒适的环境。

第六十二条　各级人民政府在制定城乡规划时，应当根据人口老龄化发展趋势、老年人口分布和老年人的特点，统筹考虑适合老年人的公共基础设施、生活服务设施、医疗卫生设施和文化体育设施建设。

第六十三条　国家制定和完善涉及老年人的工程建设标准体系，在规划、设计、施工、监理、验收、运行、维护、管理等环节加强相关标准的实施与监督。

第六十四条　国家制定无障碍设施工程建设标准。新建、改建和扩建道路、公共交通设施、建筑物、居住区等，应当符合国家无障碍设施工程建设标准。

各级人民政府和有关部门应当按照国家无障碍设施工程建设标准，优先推进与老年人日常生活密切相关的公共服务设施的改造。

无障碍设施的所有人和管理人应当保障无障碍设施正常使用。

第六十五条　国家推动老年宜居社区建设，引导、支持老年宜居住宅的开发，推动和扶持老年人家庭无障碍设施的改造，为老年人创造无障碍居住环境。

第七章　参与社会发展

第六十六条　国家和社会应当重视、珍惜老年人的知识、技能、经验和优良品德，发挥老年人的专长和作用，保障老年人参与经济、政治、文化和社会生活。

第六十七条　老年人可以通过老年人组织，开展有益身心健康的活动。

第六十八条　制定法律、法规、规章和公共政策，涉及老年人权益重大问题的，应当听取老年人和老年人组织的意见。

老年人和老年人组织有权向国家机关提出老年人权益保障、老龄事业发展等方面的意见和建议。

第六十九条　国家为老年人参与社会发展创造条件。根据社会需要和可能，鼓励老年人在自愿和量力的情况下，从事下列活动：

（一）对青少年和儿童进行社会主义、爱国主义、集体主义和艰苦奋斗等优良传统教育；

（二）传授文化和科技知识；

（三）提供咨询服务；

（四）依法参与科技开发和应用；

（五）依法从事经营和生产活动；

（六）参加志愿服务、兴办社会公益事业；

（七）参与维护社会治安、协助调解民间纠纷；

（八）参加其他社会活动。

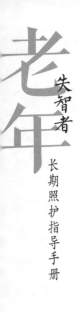

第七十条 老年人参加劳动的合法收入受法律保护。

任何单位和个人不得安排老年人从事危害其身心健康的劳动或者危险作业。

第七十一条 老年人有继续受教育的权利。

国家发展老年教育，把老年教育纳入终身教育体系，鼓励社会办好各类老年学校。

各级人民政府对老年教育应当加强领导，统一规划，加大投入。

第七十二条 国家和社会采取措施，开展适合老年人的群众性文化、体育、娱乐活动，丰富老年人的精神文化生活。

第八章 法律责任

第七十三条 老年人合法权益受到侵害的，被侵害人或者其代理人有权要求有关部门处理，或者依法向人民法院提起诉讼。

人民法院和有关部门，对侵犯老年人合法权益的申诉、控告和检举，应当依法及时受理，不得推诿、拖延。

第七十四条 不履行保护老年人合法权益职责的部门或者组织，其上级主管部门应当给予批评教育，责令改正。

国家工作人员违法失职，致使老年人合法权益受到损害的，由其所在单位或者上级机关责令改正，或者依法给予处分；构成犯罪的，依法追究刑事责任。

第七十五条 老年人与家庭成员因赡养、扶养或者住房、财产等发生纠纷，可以申请人民调解委员会或者其他有关组织进行调解，也可以直接向人民法院提起诉讼。

人民调解委员会或者其他有关组织调解前款纠纷时，应当通过说服、疏导等方式化解矛盾和纠纷；对有过错的家庭成员，应当给予批评教育。

人民法院对老年人追索赡养费或者扶养费的申请，可以依法裁定先予执行。

第七十六条 干涉老年人婚姻自由，对老年人负有赡养义务、扶养义务而拒绝赡养、扶养，虐待老年人或者对老年人实施家庭暴力的，由有关单位给予批评教育；构成违反治安管理行为的，依法给予治安管理处罚；构成犯罪的，依法追究刑事责任。

第七十七条 家庭成员盗窃、诈骗、抢夺、侵占、勒索、故意损毁老年人财物，构成违反治安管理行为的，依法给予治安管理处罚；构成犯罪的，依法追究刑事责任。

第七十八条 侮辱、诽谤老年人，构成违反治安管理行为的，依法给予治安管理处罚；构成犯罪的，依法追究刑事责任。

第七十九条 养老机构及其工作人员侵害老年人人身和财产权益，或者未按照约定提供服务的，依法承担民事责任；有关主管部门依法给予行政处罚；构成犯罪的，依法追究刑事责任。

第八十条 对养老机构负有管理和监督职责的部门及其工作人员滥用职权、玩忽职守、徇私舞弊的，对直接负责的主管人员和其他直接责任人员依法给予处分；构成犯罪的，依法追究刑事责任。

第八十一条 不按规定履行优待老年人义务的，由有关主管部门责令改正。

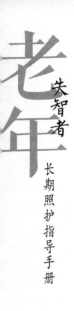

第八十二条　涉及老年人的工程不符合国家规定的标准或者无障碍设施所有人、管理人未尽到维护和管理职责的，由有关主管部门责令改正；造成损害的，依法承担民事责任；对有关单位、个人依法给予行政处罚；构成犯罪的，依法追究刑事责任。

第九章　附　则

第八十三条　民族自治地方的人民代表大会，可以根据本法的原则，结合当地民族风俗习惯的具体情况，依照法定程序制定变通的或者补充的规定。

第八十四条　本法施行前设立的养老机构不符合本法规定条件的，应当限期整改。具体办法由国务院民政部门制定。

第八十五条　本法自2013年7月1日起施行。

主要参考文献

[1]王有娟,宋丽淑,杜丽英,等.社区老年人居家护理现状分析[J].社区医学杂志,2008,6(14):5-8.

[2]殷红莲,温彩红,李素娟.老年患者的护理体会[J].中国误诊学杂志,2008,8(8):1835-1836.

[3]Bouwens S F,van Heugten C M,Aalten P,et al.Relationship between measures of dementia severity and observation of daily life functioning as measured with the Assessment of Motor and Process Skills (AMPS)[J].Dementia & Geriatric Cognitive Disorders,2008,25(1):81-87.

[4]Alzheimer's Association,2009 Alzheimer's Disease Facts and Figures[J].Alzheimer's & Dement,2009,5(3):51-53.

[5]王晓瑗.老年病人的生理特点及心理护理[J].全科护理,2009,7(11):983.

[6]吴桂莲.援助排便患者的技术流程和理论依据[J].临床合理用药杂志,2010,3(20):102-103.

[7]上海福苑养老事业发展中心.失能老人长期照护实务——失智症老人的护理[J].

社会福利,2010,12:44-45.

[8]陈玉林,王翠华,张长胜.老年病人基础护理的薄弱环节及应对措施[J].护士进修杂志,2010,25(7):595-597.

[9]周志虹,孟玉梅.老年性高血压合并痴呆的相关因素分析及护理决策[J].浙江中医药大学学报,2011,35(2):268-269.

[10]贾建平,王荫华,杨莘,等.中国痴呆与认知障碍诊治指南(六):痴呆患者护理[J].中华医学杂志,2011,91(15):1013-1015.

[11]张陆,高文钗.老年人的排泄护理[J].社会福利,2012,2:37-38.

[12]况成云,邓平基,马菊华,等.失能老人照护服务人才培养模式及伦理跟进[J].中国医学伦理学,2012,25(6):725-727.

[13]况成云,况丽,邓平基,等.失能老人照护服务模式构建的伦理学视角[J].中国医学伦理学,2012,25(6):732-735.

[14]金其林,王颖丽.日本老年人介护模式及其理念的借鉴与思考[J].上海医药,2012,33(2):23-24.

[15]穆小玲.住院老年患者的护理安全因素分析及管理对策[J].吉林医学,2012,33(11):2417-2418.

[16]李士红.老年失智症的健康指导对提高患者生存质量的价值[J].吉林医学,2012,33(36):8030.

[17]邵彩慧,李阔,曹晓斌.高血压合并血管性痴呆的相关危险因素分析[J].临床荟萃,2012,27(1):13-15.

[18]尹尚菁,杜鹏.老年人长期照护需求现状及趋势研究[J].人口学刊,2012,192(2):49-56.

[19]郭熙保,李通屏,袁蓓.人口老龄化对中国经济的持久性影响及其对策建议[J].经济理论与经济管理,2013,2:43-50.

[20]柏基香,许勤,王存祖,等.促进清醒卧床患者床上自行排泄护理方法研究进展 [J].实用临床医药杂志,2013,17(10):136-138.

[21]赵威丽.老年痴呆症患者的特点及康复护理[J].实用医药杂志,2013,30(1):76-77.

[22]Ciro C A,Hung Dao H,Anderson M,et al.Improving daily life skills in people with de- mentia:testing the STOMP intervention model[C].2014:640-646.

[23]胡岚,梁玮.日本更衣介护技术与传统更衣技术的应用比较[J].中国民康医学, 2014,26(17):120-121.

[24]申正付,杨秀木,贺庆功.中国老年人长期照护服务需求现状及其长期照护服务 策略[J].中国老年学杂志,2014,34(2):841-843.

[25]王建平,汤哲,孙菲等.北京社区失能老年人与照护现状分析[J].北京医学, 2014,36(10):792-795.

[26]Wong J,Skitmore M,Buys L,et al.The effects of the indoor environment of residential care homes on dementia suffers in Hong Kong:A critical incident technique approach [J].Building and Environment,2014,73(1):32-39.

[27]黄兰君,汪徐,钱安,等.失能失智老人养老体系困境及对策研究[J].社会发展研 究,2014,322(6):68,76.

[28]宗博文.失能失智老年人的饮食照料[J].社会福利,2015,2:45-46.

[29]唐钧.中国老年服务的现状、问题和发展前景[J].国家行政学院学报,2015,3:75-81.

[30]张志雄,陈琰,孙建娥.老年人长期照护服务模式研究现状和反思[J].老龄科学 研究,2015,3(8):25-34,53.

[31]王梅梅,张先庚,王红艳,等.我国失能老人长期照护现状及对策[J].全科护理, 2015,13(31):3112-3114.

[32]薛文雅,梁立萍.社区失智老年人群生活现状及其介护措施探讨[J].中国公共卫 生管理,2015,31(5):739-740.

[33]罗艳,王瑶,邹健,等.老年痴呆患者大小便失禁的初级卫生保健研究进展[J].中国老年学杂志,2015,35(19):5650-5652.

[34]许方媛,夏红.人口老龄化下失能失智老年人的综合护理[J].健康之路,2016,1:134.

[35]颜淑琴,张文龙.老年人基础护理注意事项[J].科技经济市场,2016,4:151-152.

[36]曾文,尹一桥.澳门社区老年人初期失智症筛查分析[J].护理管理杂志,2016,16(5):339-340.

[37]杨晓娟,丁汉升,杜丽侠.美国老年人全面照护服务模式及其启示[J].中国卫生资源,2016,19(4):354-357.

[38]彭晨,吴明.我国老年人失能失智及长期照护的现状[J].解放军预防医学杂志,2016,34(3):382-388.

[39]庞书勤,赵红佳,陈立典,等.中国高龄失能老人长期照护策略[J].中国老年学杂志,2016,36:4928-4930.

[40]张雪娥,温丽丽.老年痴呆患者安全进食护理分析[J].青岛医药卫生,2016,48(4):304-306.

[41]刘焕明.失能失智老人长期照护的多元主体模式[J].社会科学家,2017,1:46-50.

[42]方新荣,金浪.浅谈我国社区居家失能老年人长期照护中社会支持系统存在的问题及其建议[J].海峡科学,2017,9(129):57-60.

[43]顾建丽,王娟.老年痴呆患者家属对于保护性约束的认知调查和分析[J].中国医药指南,2017,15(24):147-148.

[44]贾云华,包家明,钱增友,等.智能排泄护理仪人体实验研究[J].护理与康复,2017,16(5):458-461.

[45]付莲英,杨海兰,廖爱民.基于Orem自护理论的更衣训练对脑卒中偏瘫患者日常生活活动能力的影响[J].现代临床护理,2017,16(7):25-29.

[46]江长缨,臧苇萍,卫峰,等.社区失智老人居家照顾者照护技能培训效果研究[J].护理学报,2017,24(16).71-73.

[47]王建玲,闫志新,贾爱兰,等.老年痴呆患者合并肺部感染发生率与危险因素分析[J].中华医院感染学杂志,2017,27(5):1031-1034.

[48]江长缨,臧苇萍,卫锋,等.社区失智老人居家照顾者照护技能培训效果研究[J].护理学报,2017,24(16):71-73.

[49]胡业昕,韩丹,秦良玉,等.广州市养老机构失智照护服务的现状与问题[J].中国医学伦理学,2017,30(7):872-876.

[50]蔡菲菲,张泓,刘晓霞,等.武汉市失能老年人长期照护现状调查[J].护理研究,2017,31(32):4138-4140.

[51]顾联斌,江长缨.社区失智老人居家照护者照护能力及影响因素分析[J].上海医药,2017,38(18):7-10.

[52]勒系琳,汤新发.农村失能老人长期照护现状分析及对策[J].江西科技师范大学学报,2018,2:55-62,68.

[53]张瑞利,林闽钢.中国失能老人非正式照顾和正式照顾关系研究[J].社会保障研究,2018,6:3-13.

[54]董晓欣,孙统达,屠友杰,等.失智老人照护需求模式及影响因素分析[J].卫生经济研究,2018,6:30-34.

[55]严运楼,杨毅,章萍.失能老人机构照护标准化建设研究[J].卫生经济研究,2018,9(377):59-62.

[56]周铭生.痴呆患者合并肺部感染的治疗分析[J].临床合理用药杂志,2018,11(35):173-174.

[57]马少勇,徐金萍.我国城镇失能老人长期照护模式及影响因素分析[J].佳木斯职业学院学报,2018,11(192):436-438.

主要参考文献

[58]罗椅民.居家适老环境设计标准建议(摘要版)[J].中国老年保健医学,2018,16(3):31.

[59]中国老年保健医学研究会老龄健康服务与标准化分会,《中国老年保健医学》杂志编辑委员会.居家(养护)失智老人评估、康复和照护专家建议[J].中国老年保健医学,2018,16(3):34-39.

[60]夏小英.老年痴呆合并糖尿病治疗分析[J].糖尿病新世界,2018,21(12):11-12.

[61]刘春红,刘淑珍,薛卫强.床单元消毒法预防医院感染的作用[J].国际医药卫生导报,2018,24(1):120-122.

[62]洪燕,蒋艳.失能老人居家照护的支持性策略应用研究进展[J].护理学报,2018,25(1):30-33.

[63]翟晓婷,黄丽妹.上海市松江区老年失智现状及相关因素分析[J].上海预防医学,2018,30(1):38-46.

[64]刘笑晗,刘乾坤,张莹.失智老人照护现状及问题研究——基于大连养老机构实证调查[J].卫生软科学,2018,32(2):20-22.

[65]王海妍,郭红,吕露露,等.失智老人照顾者照护能力现状调查及影响因素分析[J].护理研究,2018,32(6):873-877.

[66]吴凡,绳宇.城市社区老年人健康老龄化现状及相关因素分析[J].护理学杂志,2018,33(13):84-87.

[67]张文标.失能老人居家照护中的共性医疗问题探讨[J].中国社区医师,2018,34(36):162-163.

[68]孙锐,李惠玲,王濯,等.基于长期护理保险体系下失能老人居家照护服务方案的构建[J].中国老年学杂志,2018,38(24):6111-6114.

[69]虞富安,王惠琴.2型糖尿病合并老年痴呆患者呼吸系统疾病发病情况及影响因素分析[J].中国现代医生,2018,56(14):37-40.

[70]徐秀萍,吴凌云,王秀丽,等.跨理论模型认知干预对轻度失智老年患者的影响[J].中国现代医生,2018,56(23):74-77.

[71]许虹.远离失智症,让晚年更幸福[J].养生大世界,2019,2:52-54.

[72]任凯,杨林芳,赵文静.养老机构自理老年人便秘的现状调查及影响因素分析[J].循证护理,2019,5(8):719-721.

[73]梁少霞,王雪冰,罗冬梅.对老年痴呆合并糖尿病患者的护理措施研究[J].心电图杂志(电子版),2019,8(1):194-195.

[74]李晏锋,甄橙.关爱健康 远离失智[J].中国卫生人才,2019,11:74-75.

[75]孙宁,周颖,杨爽,等.失智老人家庭照护者的照护负担及影响因素的研究[J].中国医药导报,2019,16(29):61-64.

[76]蒋华,俞洁毅,刘涛.失能老年人长期照护现状与建议[J].全科护理,2019,17(22):2712-2714.

[77]唐婵,缪礼红,李望,等.某市失智症老人照护现状的调查分析及应对措施[J].中国医药指南,2019,17(24):298-299.

[78]霍晓鹏,杜红娣,刘晓萱,等.痴呆患者照顾者进食困难认知水平及其影响因素调查研究[J].现代临床护理,2019,18(4):1-8.

[79]张世芳,刘维参,李孛,等.失智症老年患者生命质量现状及其影响因素调查[J].护理管理杂志,2019,19(10):702-705.

[80]田双月,刘帅,王志稳.中重度失智老人居家照护者困扰问题及需求调研[J].中国护理管理,2019,19(10):1502-1507.

[81]蔡永昶,韦星宇,罗靖.老年人照料设施医护行为与建筑空间适应性研究[J].调查研究,2019,20:93-99.

[82]孙晓凤.人口老龄化下医养结合的养老模式探索[J].行政事业资产与财务,2019,21:29-32.

[83]罗彩凤,徐剑鸥,吕妃.奥地利失智老人关怀照护对我国的启示[J].中国全科医学,2019,22(9):1004-1008.

[84]任洁娜,丁萍,唐尚兰.多学科协作综合照护模式对养老院失能老人生活质量的影响[J].齐鲁护理杂志,2019,25(7):98-100.

[85]刘桂英,刘幼华,郭红,等.国际失智护理研究热点可视化分析[J].护理学报,2019,26(15):22-26.

[86]徐佩,王鸿江.失能老人整合照护模式探析[J].劳动保障世界,2019,27:30-32.

[87]李娜,马丽平,孙佳璐,等.英国老年人养老与护理概况及对我国的启示与借鉴[J].护理研究,2019,33(12):2151-2154.

[88]孙统达,孙艺屯,董晓欣,等.失智老人基本照护服务包概念特征与实现路径探讨[J].卫生经济研究,2019,36(6):6-8.

[89]翟振武,刘雯莉.人口老龄化:现状、趋势与应对[J].河南教育学院学报(哲学社会科学版),2019,38(6):15-22.

[90]王玉川,李柏志.基于人口老龄化现状对医疗服务管理的挑战及对策[J].中国老年学杂志,2019,39:3341-3343.

[91]谢江芸,柴东升,张秀英.医养结合养老院对失智失能老人照护模式的探索与实践[J].广东医学,2019,40(9):1349-1351.

[92]魏晨婧,赵强.失智老人居家环境改造与辅具应用研究[J].中华物理医学与康复杂志,2019,41(2):158-160.

[93]陈亚萍,孔娴波,赵薇.优势视角下老年失智症的分级照护研究[J].浙江医学,2019,41(7):706-709.

[94]魏燕.重症老年大便失禁致相关性皮炎危险因素及改良肛门造口袋干预效果[J].包头医学,2019,43(3):53-55.

[95]认知训练中国专家共识写作组,中国医师协会神经内科医师分会认知障碍疾病

专业委员会.认知训练中国专家共识[J].中华医学杂志,2019,99(1):4-8.

[96]田金洲.阿尔茨海默病的诊断与治疗[M].北京:人民卫生出版社,2009.

[97]裴晓梅.老年长期照护导论[M].北京:社会科学文献出版社,2010.

[98]伍小兰,曲嘉瑶.台湾老年人的长期照护[M].北京:中国社会出版社,2010.

[99]朴顺子,尚少梅.老年人实用护理技能手册(养老服务指导丛书)[M].北京:北京
大学医学出版社,2011.

[100]王薇.老年期痴呆的护理与康复[M].北京:人民卫生出版社,2012.

[101]谭美青,辛胜利,邓宝凤,等.养老护理员(国家职业资格培训教程系列丛书)
[M].北京:中国劳动社会保障出版社,2013.

[102]张允岭.老年痴呆早期防治手册——远离痴呆,幸福一生[M].北京:人民卫生出
版社,2013.

[103]郭闽.老年照护[M].北京:中国劳动社会保障出版社,2012.

[104]陶裕春.失能老年人长期照护研究[M].南昌:江西人民出版社,2013.

[105]沈军,黄浩,赖维云,等.老年痴呆症综合照护手册[M].重庆:重庆大学出版社,
2014.

[106]洪立,王华丽.聪明的照护者——家庭痴呆照护教练书[M].北京:北京大学医学
出版社,2014.

[107]冯建光.失智失能老年人日常照护指导手册[M].上海:上海浦江教育出版社,
2014.

[108]洪立,王华丽.老年痴呆专业照护——护理人员实务培训(养老服务指导丛书)
[M].北京:北京大学医学出版社,2014.

[109]冯晓丽.老年健康管理师实务培训(养老服务指导丛书)[M].北京:中国劳动社
会保障出版社会,2014.

[110]曹苏娟,薛晓萍,周亚莉.糊涂的爱——老年痴呆照护实例[M].北京:人民卫生

出版社,2015.

[111]陈瑛.上海市家庭长期照顾者的照顾支持政策研究[D].上海:华东师范大学,
2015.

[112]卓安·科埃尼格·考斯特.老年痴呆症的人性化康护理念和实践——老年痴呆症
的希望之光[M].于恩彦译.杭州:浙江大学出版社,2015.

[113]邱铭章,汤丽玉.失智症照护指南[M].北京:华夏出版社,2016.

[114]浦上克哉.老年痴呆症的预防与陪护指南[M].广州:广东科技出版社,2016.

[115]丁汉生.长期照护服务需求——评估调查及其分级实践[M].北京:新华出版社,
2017.

[116]杨军.阿尔茨海默病:老年性痴呆症防治[M].北京:中国医药科技出版社,2017.

[117]金霞,宗疆,张雷.老年人照料护理手册[M].北京:科学出版社,2017.

[118]化学珍,胡秀英.老年护理学(第四版)[M].北京:人民卫生出版社,2017.

[119]李小寒,尚少梅.基础护理学(第六版)[M].北京:人民卫生出版社,2017.

[120]杨永学,雷建国.医养结合老年常见问题质量控制规范[M].成都:四川科学技术
出版社,2017.

[121]陆林.沈渔邨精神病学(第六版)[M].北京:人民卫生出版社,2018.